太湖大学系列教材

中医生理学

吴雄志　著

辽宁科学技术出版社
·沈阳·

图书在版编目（CIP）数据

中医生理学/吴雄志著. —沈阳：辽宁科学技术出版社，2021.3（2024.1重印）

太湖大学系列教材

ISBN 978-7-5591-1816-5

Ⅰ. ①中… Ⅱ. ①吴… Ⅲ. ①中医生理学 Ⅳ. ①R223

中国版本图书馆 CIP 数据核字（2020）第 200340 号

出版发行：辽宁科学技术出版社
　　　　　（地址：沈阳市和平区十一纬路 25 号　邮编：110003）
印　刷　者：辽宁新华印务有限公司
经　销　者：各地新华书店
幅面尺寸：145mm×210mm
印　　张：7.625
插　　页：4
字　　数：180 千字
出版时间：2021 年 3 月第 1 版
印刷时间：2024 年 1 月第 5 次印刷
责任编辑：寿亚荷
封面设计：王艺晓
封面制作：刘冰宇
责任校对：王春茹

书　　号：ISBN 978-7-5591-1816-5
定　　价：98.00 元

联系电话：024-23284370　13904057705
邮购热线：024-23284502
邮箱：1114102913@qq.com

序

　　天地之道者，理也；万物之始者，气也；气之聚散者，象也；物之终始者，数也。为医者尤需明理，理不明则法不清，法不清则方药无凭。医之理者，病理也，然欲明病理，先知生理，故太湖无中医基础理论课程而有生理、病理。生之理者，《内经》所谓人事也，至于天人之学，尚需于太湖国学院求之。经谓精光之论，大圣之业，宣明大道，通于无穷，究于无极也。余诚菲德，然哀众生之苦，愿法脉永传，圣道永昌，勉为书，乃序如斯。

　　　　　　　　　　　　　　　　　　　　　　　　吴雄志

目 录

导　言

　　"中医生理学"是中医的一门基础课，是讲人是什么样子的。当把人的很多问题想明白后，看病也就变得简单。比如，为什么智齿冠周炎可以用柴胡桂枝干姜汤？因为智齿冠周炎属牙龈发炎，牙龈属脾，脾主肌肉，虚则太阴，而智齿长在人体的侧面属少阳，这就是少阳太阴同病，所以用柴胡桂枝干姜汤；再比如，柴胡桂枝汤为何能够治疗坐骨神经痛？坐骨神经痛的病位在人体的侧面，属少阳，就是小柴胡汤证；病性是梨状肌发炎，是肌肉的炎症压迫到坐骨神经，肌肉的炎症用桂枝汤，桂枝汤又是太阴病的一个处方，合起来就是柴胡桂枝汤。为什么选桂枝汤不选理中丸？因为"桂枝本为解肌"。所以只要把人体弄明白，根据疾病发生在人体的部位及性质，联系中医的脏象六经理论，大体上都能理出治疗思路，与辨证论治得出的结果是相同的。

一、中医学概论

　　"中医生理学"这门课程包括理论和应用，首先讲中医学概论，让大家对中医学或东方文化有整体的认识。

　　图 0-1 所示的汉代三阙在河南登封，为世界文化遗产。阙是汉代的时候，进庙之前一个类似牌坊的建筑。汉代三阙到现在仅存 3 个，这是世界文化遗产的天地之中赋，是 1800 多年前到 2000 年前的建筑，可见中国的建筑文明源远流长。

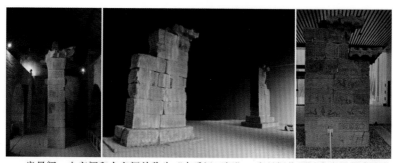

启母阙、少室阙和太室阙并称为"中岳汉三阙"。启母阙位于河南省登封市西北嵩山南麓万岁峰下，为汉代启母庙前的神道阙；少室阙位于河南省登封市嵩山南麓少室山下，约建于东汉元初五年至延光二年（118-123），是汉代少室山庙前的神道阙；太室阙位于河南省登封市嵩山南麓，始建于东汉元初五年（118），原是汉代太室山庙前的神道阙

图 0-1　汉代三阙

图 0-2 所示的诸神之庙也有近 2000 年的历史，人站在柱子下不到柱子的 1/10。屋顶有一个洞，称为宙斯之眼，光线从洞口照射到室内，光线能进来，雨水不也就进来了吗？原来这地面中心是凹陷的，以便排水，但是它利用视差，让人认为地面是平的。诸神之庙是公元前 27 年建造，公元 80 年被毁，公元 120 年重建，和汉代三阙处在同一个时代，说明我们需要睁眼看世界，去审视整个世界文明。

中医学在发展过程中也受到政治、文化发展的影响，曾经中医也存在着几种观点：第一种观点认为，中医是伪科学，没有任何存在的价值，建议废掉中医。第二种观点认为，中医的问题只是继承得不好，只要学好"四大经典"就可以好好地去继承中医。为什么仅仅继承中医还不够呢？因为在 1840 年之前中国没有西医，西医是在 1840 年之后才传入中国，这时西医才刚刚摆脱西方传统医学的束缚，开始现代化，也刚建立起西医这套体系。第三种观点认为"中学为体，西学为用"，学习西方医术，中西医结合。中西医结合的问题出在哪里？它把西医学作为一个"术"的层面去借鉴，"师夷之长技以制夷"，中医的理论体系不能变，只是借鉴西方的科学技术。

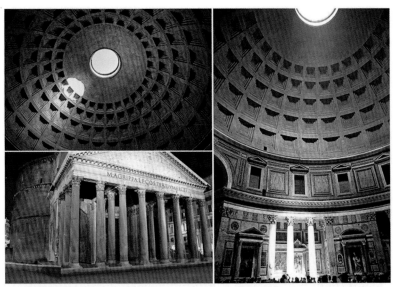

　　诸神之庙即万神庙（Pantheon），位于意大利首都罗马圆形广场的北部，是罗马最古老的建筑之一，始建于公元前27年，后遭毁，约公元118年在哈德良皇帝时期重建，由水泥浇铸成圆形，上覆半球形穹隆顶，直径43m，公元609年被改作圣马利亚圆厅教堂。

图 0-2　诸神之庙

第四种是维新派，认为中医的理论体系要变，西医的技术也要用。中医要生存，必须维新，维新不仅体现在要向西医学习，它的利益格局也就是这个理论体系也必须要改革。

　　举个例子，中医的异病同治，同病异治。对于同一个疾病，不同的患者开出不同的处方，叫作同病异治，10个糖尿病的患者来，开出10个处方，因为中医认为这些患者属于不同的证型。但现在的问题是，对于同一个患者，10个医生开出10个处方，这叫同病异治么？怎么可能一个患者来，10个医生开出10个处方呢？但是，现实就是这样，而且有时这10个方还都有效。

　　再举个例子，《金匮要略》中有个治疗心悸的方叫半夏麻黄丸，方中麻黄含有伪麻黄碱、麻黄碱、次麻黄碱，它具有拟肾上腺素作用，能增快心率，故可治疗心动过缓；半夏能治疗心动过速。而治疗心动过速，偏寒的用半夏，偏热的用苦参、黄连等。如果来一个心慌的患者，心率每分钟 100 次，大夫甲：患者脉弦，小柴胡汤主之，吃了心率降下来了；大夫乙：患者苔腻，温胆汤主之，吃了心率也降下来了；大夫丙：患者舌淡，六君子汤主之，吃了心率也降下来了。这 3 个处方有一个共同的特点，都有半夏，其实半夏就是一味治疗偏寒的快速型心律失常的专药。这 3 个处方没有任何联系，一个六君子汤，一个温胆汤，一个小柴胡汤，怎么可能都有效呢？就是因为处方中都使用了半夏，这就是中医处方的规律。如果能够把这个规律找出来，就说明中医没有那么复杂。但是如果用小柴胡汤加减，一加减就把半夏给加减没了，那它就没效了，所以一定要在我们的理论体系上去思考。

二、中西医学科异同

中医和西医两个学科之间是有区别的（表 0-1）。中医多了一门课中医基础理论，其实中医基础理论相当于西医的生理学、生物化学、分子生物学和解剖学。西医也就是通过生理、生化、分子生物学和解剖学来讲一个正常的人。解剖学讲结构，生理学讲功能，生化和分子生物学讲信息，也就是说西医分了 3 个学派，它在认识人的时候，一个是结构学派，利用的是解剖学，或者是组织胚胎学，就是肉眼看不见的就用显微镜看；第二个是功能学派，主要应用的是生理学；第三个是信息学派，应用的是分子生物学和生物化学。

中医基础理论还有一部分病因病机的内容，这一部分内容相当于西医的病理学、病理生理学、微生物学和免疫学。主要讲患病的人是什么样子的，这个内容归在中医病因病机的范畴，就是中医的病理学。因此，中医基础理论分为中医生理学和中医病理学。

表 0-1　中西医异同

中医			西医		
学科	主要内容		学科	主要内容	
中医基础理论	阴阳五行 脏象 气血精津液 经络		生理学 分子生物学和生物化学 解剖学	遗传 器官系统 物质代谢 信号传导	
中医基础理论（病因病机）	病因	外感六淫	西医		
	病机	内生五邪 阴阳失衡 气血失常 邪正盛衰 津液代谢失常	病理学 病理生理学 微生物学 免疫学	微生物感染等 免疫应答 器官功能障碍	
中医诊断学	舌诊与脉诊	证	诊断学	理化检查	病
中药 方剂 中医基础（治疗）	药性 方剂学 治则与治法		药理学	药理	
中医临床	理法方药 个体化 整体化		内科、外科、妇科、儿科等	病因治疗 局部病变	

中医、西医都有诊断学这门学科，药理学西医有，但是中医还多了方剂学和中医基础的治疗，因为西医往往是单药使用，中医有组方使用。实际上中药、方剂和中医基础里面的治则、治法，其实就相当于西医的药理学范畴，只是它有一些特色而已。另外在临床上都一样，都分内科、外科、妇科、儿科等。

中医的基础理论在生理部分有哪些内容？可以去看中医和西医这两个学科之间的异同，就会找出它特色的东西，哪些内容是中医有而西医没有的，通过对这些特色内容的认知，就能更好地去发挥中医的优势。

　　中医生理学认识疾病有阴阳五行、脏象、气血精津液和经络（表0-1）。西医怎么说呢？西医第一个讲遗传，第二个讲器官系统，与中医的脏象是相对应的，但是内容不完全一样；第三个讲物质代谢，与中医的气血精津液有关；第四个讲信号传导，与中医的经络有关。因此，西医对人的认识和中医是有关系的。西医基本的人体模型是中心法则，从DNA到RNA到蛋白质，这是它对人体认识的最基础模型，而中医的模型是阴阳五行。西医讲器官系统，中医讲脏象；西医讲物质代谢，中医讲气血精津液；西医讲信号传导，中医讲经络，通过比对会发现其实它们很多内容还是相通的。但是，中医的病理学与西医不一样，西医病理学有3个学科，由微生物学、免疫学和病理生理学这几门课构成，而中医讲病因病机、外感六淫、内生五邪、阴阳失衡、气血失常、邪正盛衰等；中医诊断学比较特殊的是舌诊与脉诊，辨识中医的证，而西医是理化检查；中医还多了药性、方剂学、治则和治法，比西医的药理学多出这一部分内容，中西医大体上就是这些区别。

第一章 概论

首先讲中医的理论体系。太湖大学医学院的课程有个特点：没有中医基础理论，只有中医生理学和中医病理学。中医生理学是讲正常的人，中医病理学是讲患病的人。中医生理学首先讲生理模型，包括阴阳、五行、六经，人体是有模型的，疾病也是有模型的，六经辨证和脏腑辨证就是疾病的模型，如果没有疾病模型的观念，就永远都是在看局部，因为辨证论治看到的是此时此刻患者的病情。20 年的老病号，每次来你门诊，你看的都是此时此刻的那个点，可以说一叶障目，不见森林。第二是生命源来，讲生命是怎么来的。当你清楚宇宙、生物演进的规律，就会对人有更多的认识。第三是人体构造，人体构造包括脏象、气血精津液和经络，它们是怎么构成人体的，这些内容偏于实战，主要讲疾病的治疗。第四是人与自然，讲中医的天人相应背后的规律，这些规律的优点和缺点，我们怎样去应用。

一、中西医生理异同

中医生理学相当于西医分子生物学、解剖学、生理和生物化学。两者的异同（表 1-1）：基本模型一个是阴阳模型，一个是从 DNA 到 RNA 到蛋白质的中心法则；一个是脏象，一个是器官系统；一个是气血精津液，一个是物质代谢；一个是经络，一个是信号传导，中西医对人体的认识就是这些内容。

表1-1　中西医生理异同

中医	西医
阴阳五行，脏象，气血精津液，经络	遗传、器官系统、物质代谢和信号传导（分子生物学、解剖学、生理、生化）
阴阳五行	遗传
脏象	器官系统
气血精津液	物质代谢
经络	信号传导

　　这里我们要回答几个问题：第一个是生理模型，病理用的也是这一套模型，就是阴阳、五行和六经的模型，只要弄清这个模型，看病就会简单得多。第二个是生命源来，回答人从哪里来，讲人从哪里来到哪里去的问题。第三个问题是人体构造，人体构造包括脏象、气血精津液和经络。以脏象为器，气血精津液为原材料，经络为纽带，就像一个工厂，机床就是脏象，气血精津液是原料，经络是传送带，实现物质、能量、信息的转化，就叫作气化。最后一个问题讲人与自然，人与自然界究竟是什么关系，中医讲的天人相应的内涵究竟是什么，以及怎样在中医学中去应用？中医生理学主要就是回答这4个问题，一是在理论上说清楚，二是在临床上怎么运用，每一部分我们都会去讲临床治疗涉及的内容。

二、中西医理论体系异同

　　中医强调整体观，从阴阳方面把握整体，然后把它再分成5个功能系统，称之为五脏。在这5个功能系统中，以气血精津液为物质基础，发生物质、能量与信息的变化；在这个问题上西医也是从整体上去认识的（图1-1），过去我们认为西医强调还原论，实际上从2000年以后西医也逐步走向整体，尤其是系统生物学的生物信息学，把整体分成 8 个系统，8 个系统怎么构成中医的五脏呢？我们要进行深入研究，如何把 8 个系统转化为中医的五脏，由系统到器官到细胞再到分子，而分子就属于中医气血精津液的范畴，因为中医认为气血精津液属于精微物质，这就涉及分子的问题。

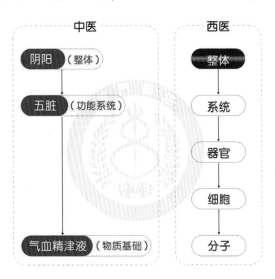

图 1-1　中西医理论体系的构成特点

西医的功能系统有 8 个（图 1-2），分别是：循环、呼吸、消化、运动、泌尿、内分泌、神经和免疫系统。循环、呼吸、消化、泌尿和运动这 5 个系统用来摄取物质与能量，并进行物质与能量的转换，称为功能系统；还有神经、内分泌、免疫 3 个系统是调节系统，是调节机体受到内外环境干扰的系统。

西医这 8 个系统中有 5 个系统是维持人体生命活动所必需的，要摄取物质，转化能量。循环系统输送血液、氧和营养物质，呼吸系统吸入氧气，消化系统吸收营养物质，呼吸系统吸入的氧和消化系统吸收的营养物质，都通过循环系统运达全身，然后代谢的废物通过泌尿系统排出去。为什么还需要运动系统呢？因为这些活动都要靠运动系统来支撑。通过运动系统弄来粮食，粮食进入消化系统消化掉，呼吸系统再把氧吸进来，到循环系统运行到全身，代谢完之后再把废物从泌尿系统排出去，消化系统是把没消化掉的废物排出去，功能系统大体就是这个过程。

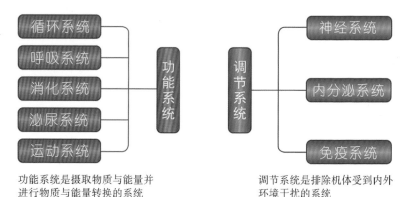

功能系统是摄取物质与能量并进行物质与能量转换的系统

调节系统是排除机体受到内外环境干扰的系统

图 1-2　西医的 8 个系统

调节系统，所谓调节系统就是神经、内分泌、免疫系统，调控机体排除内外环境的干扰。比如说神经系统，白天人的交感神经系统兴奋，需要工作；晚上人的迷走神经兴奋，需要休息。内分泌系统调节人体与环境相适应，比如说早上 8 点一上班，就到达人的第一个皮质激素的高峰，人开始活动，晚上皮质激素进入低谷，因为此时机体应该走向合成代谢，如果晚上皮质激素不进入低谷，人就会出现五心烦热，中医称之为阴虚，睡觉出汗，五心烦热就是阴虚的症状。还有人体的免疫系统都是调控人体排除内外环境的干扰。5个功能系统 3 个调节系统，即西医的神经-内分泌-免疫轴。

三、中西医对人体基本生命活动的认识

中医对人体生命活动的基本认识见表 1-2，中医认为，人体生命活动的基本原料是气血精津液，生命过程中以经络为通道，通过五脏协同作用，在五脏中发生气血精津液的转换，基本的变化就是

"气化"，就是气血精津液的运动变化产生出生、长、化、收、藏和生、长、壮、老、已，这是中医的"气化"，就是气的运动变化——升、降、浮、沉。这个过程在西医（表1-2）就是指氧和营养物质（糖、脂、蛋白质、微量元素、维生素、水和膳食纤维）通过人体的运动、呼吸、循环、消化、泌尿这5个功能系统和神经、内分泌、免疫这3个调节系统的协同作用，发挥物质、能量与信息的相互转化。物质的变化带来结构的改变，用解剖学、组织胚胎学来看；器官功能的变化用生理学来看；生物体信息的传导用分子生物学来表达，中医认为它最终表现为功能状态的"阳"和"阴"，而西医认为是出现兴奋与抑制。人体活动的基本功能就是兴奋与抑制，在整体上表现为中医的"阳"和"阴"。这里中医有一个过程，也就是以气血精津液为原料，以经络为通道，以脏腑为容器，也就是气血精津液的运动与变化，中医叫"气化"，最后在人的整体表现为"阴"与"阳"的特征。

表1-2　中西医对人体基本生命活动的认识比较

中医	对比	西医
气血精津液	原料	氧和营养物质（糖、脂、蛋白质、微量元素、维生素）
经络为通道，五脏协同作用	生理过程	运动、泌尿、神经、呼吸、循环、免疫、消化、内分泌8大系统协调作用
气化（气血精津液的运动与变化）	基础变化	物质、能量与信息的相互转化
阴阳	功能状态	兴奋与抑制

中医的最基本的证型只有8个（表1-3）：实热、实寒、虚热、虚寒、气虚、血虚、湿证、瘀证。

表1-3　中医证型的主要现代医学内涵

证型	主要现代医学内涵
实热证	交感-肾上腺髓质轴与交感神经-β 受体-cAMP 系统功能亢进，基础代谢偏高
寒实证	副交感-胰岛轴与副交感神经-M 受体-cGMP 系统功能亢进，基础代谢偏低
阴虚（虚热证）	下丘脑-垂体-靶腺轴节律紊乱
阳虚（虚寒证）	下丘脑-垂体-靶腺轴功能低下
气虚证	免疫功能紊乱，常伴消化不良与营养低下
血虚证	与贫血有一定关系
湿证	组织水肿/细胞水肿/体腔积液有关
瘀血证	与血液动力学、微循环有关

实热证的本质是交感-肾上腺髓质轴[①]与交感神经-β 受体-cAMP 系统功能的亢进，基础代谢旺盛，也就是交感肾上腺系统的兴奋，这是实热证的基本特征。寒实证是副交感-胰岛轴与副交感神经-M受体-cGMP 系统功能亢进，基础代谢偏低。寒证的特点是副交感神经系统的兴奋，使得人体处于低代谢的状态。阴虚证（虚热证）的特点是下丘脑-垂体-靶腺轴[②]节律紊乱，是以肾上腺皮质为核心，也就是肾上腺皮质的节律紊乱，白天要上班，皮质激素高峰出现，晚上要睡觉，皮质激素出现低谷，因为皮质激素要参与人体的分解代谢，我们白天去上班，需要消耗能量，分解代谢是受皮质激素支持的，如果到晚上分解代谢还在增加，就会导致消瘦，因为晚上应该进入合成代谢，而睡觉时分解代谢增加，就会出现五心潮热，盗汗，这就是中医讲的阴虚。阳虚证与阴虚证相反，是指下丘脑-垂体-靶腺轴功能低下，肾上腺皮质功能低下，表现为牵张肾上腺包膜导致的腰酸背痛、性腺水平低，如男性睾酮水平比较低，这个人的生育功能可能就差；甲状腺功能低下，基础代谢低，人就怕冷，表现

为手脚冰凉，这就是中医的阳虚证。气虚证是免疫系统功能紊乱，常常伴随消化不良与营养低下。中医讲气虚之人特点是："太阴之为病，腹满而吐，食不下，时腹自痛。"这就是消化吸收不良。《金匮要略》："面色薄，形体酸削，不能行。"描述的就是营养不良、消化吸收不良而导致营养低下，同时伴随免疫功能的紊乱，这是气虚证的核心。中医讲的血虚证与西医讲的贫血具有最明显的对应关系。中医讲的湿证类似于西医讲的组织水肿、细胞水肿和体腔积液。体腔积液比如胸腔积液、腹腔积液，即中医的大陷胸汤证；组织水肿，比如肾病综合征、肾小球肾炎，中医认为有痰饮水湿。组织水肿肉眼能看得见，如肾病综合征患者的下肢水肿；细胞的水肿，就不一定能看到，比如舌苔厚腻，消化功能不好，体内有湿，那是胃肠黏膜细胞水肿脱落，本质上是细胞内的水分增加，即中医的湿证。瘀血证和血液动力学与微循环紊乱有关，主要就表现为西医的血液动力学与微循环紊乱。这就是中医讲的 8 个最基本证的核心。

综上所述，这一章的内容介绍了学中医要对人有整体的认知，有了整体的认知之后，学完中医生理学这门课，基本上就能对有形的疾病有整体的把握。

注释

①交感-肾上腺髓质轴：当机体的内、外环境发生急剧变化，例如剧烈运动、寒冷、大失血、精神紧张、恐惧等情况下，交感神经系统的活动明显加强，同时肾上腺髓质分泌增加，从而促进循环、呼吸和分解代谢等多方面功能。因为交感神经兴奋时，常伴有肾上腺髓质分泌增加，故生理学上把两者看作一个功能活动系统，称交感-肾上腺髓质轴。

②下丘脑-垂体-靶腺轴：下丘脑基底部存在"促垂体区"。这里的神经元细胞可产生多种促（抑）垂体激素或因子，促进或抑制腺垂体激素的合成和分泌，所以下丘脑与腺垂体联系密切，可以将两者视为一个功能单位。脑下垂体分神经垂体和腺垂体两部分，虽然组成一个腺体，但是它们的组织学特征、产生的激素和生理功能则完全不同。腺垂体的各种激素中，

促甲状腺素（TSH）、促肾上腺皮质激素（ACTH）、促卵泡激素（FSH）和黄体生成素（LH）的靶器官分别是甲状腺、肾上腺皮质和性腺，这些腺体又称为腺垂体的靶腺。靶腺的活动对腺垂体功能也有重要影响，分别形成下丘脑-腺垂体-甲状腺轴、下丘脑-腺垂体-肾上腺轴和下丘脑-腺垂体-性腺轴。

第二章　生命源来

中医生理学主要讲4方面内容：生理模型、生命源来、人体构造和人与自然。先讲生命源来，需要掌握两个内容：一是认识生命，二是认识命运。

第一节　认识生命

一、生命运数

生命是生、命、运、数的总称。《素问·上古天真论》把这4个内容合在一起称为生命，如果取前面两个字称之为生命，取中间两个字称之为命运。

生、命、运、数指的是什么？

生，所有的人都要经过生、长、化、收、藏和生、长、壮、老、已的过程，这个过程称之为生。

命，是指不同的人表现出不同的个体规律。这个规律是由个体的DNA所决定的，个体的DNA模板决定了生理特征、性格特征和体质特征，也决定了疾病易感性。DNA是在什么时候产生的？《黄帝内经》讲"两精相搏谓之神"，随后精卵结合，受精以后精子就被降解，只保留了它的DNA，卵子的细胞质在受精卵卵裂形成胚时也被消耗尽，所以卵子最后保留下来的也只有DNA，保留下来的这套 DNA 模板就决定了这个个体的生理规律。中医在很多时候与看相分不开，实际上人体的体貌特征主要是由 DNA 决定的。比如，决定头围的基因和控制智力的基因有关，头围大的人相对聪明，这是所看到的相，但是背后的规律就是 DNA 决定的。再比如，我们曾经对古书中讲的疾厄宫做过研究，疾厄宫是位于印堂之下鼻子上中段的部位（图 2-1），一般称为山根或者年寿的部位，如果这个位置低陷和狭窄，一般表明这个人容易得病或者早亡。我们的研究表明，控制胚胎发育的一个基因在控制这个位置的宽度和高度，这个基因的多态性决定了这个人是否易患肿瘤，如果过早地患癌，就容易患病死亡。所以说，相背后的规律是由 DNA 所决定的。

运，《黄帝内经》认为环境因素包括家庭出身等各种因素都会影响人的一生。

数，就是天数，比如说人的寿命，《素问·上古天真论》叫天寿，说"度百岁而去"。男性正常的寿命是多少？2 个八八，1 个八八是 64 岁，2 个就是 128 岁，这是极致，"度百岁而去"，就已经超过了人的正常寿命而达到天寿。比如女性二七、三七、四七，一直到七七 49 岁绝经，男性的八八，这都是天数。人的

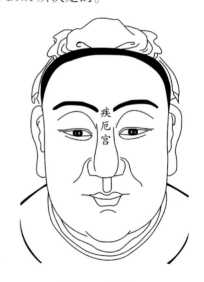

图 2-1　疾厄宫

生理活动，都是有天数的。如果一个女性 80 岁还能生孩子，绝对是假的，因为不符合天数，80 岁了怎么还能来月经？男子八八 64 岁以后也不能生育。但是《黄帝内经》讲，如果这个人气脉畅通、肾气充足的话，是有可能出现 80 岁还能生孩子的，但那不是正常人。因

此，人是有天数的，生命就是由生、命、运、数这4个因素决定的。当中医学到一定程度的时候，会发现很多有意思的事情，比如说卜术，山、医、命、相、卜都是通的。认识生命，也要从这个角度上去认识完整的生命是怎么构成的。

"女子七岁，肾气盛，齿更发长；二七而天癸至，任脉通，太冲脉盛，月事以时下，故有子；三七肾气平均，故真牙生而长极；四七筋骨坚，发长极，身体盛壮；五七阳明脉衰，面始焦，发始堕；六七三阳脉衰于上，面皆焦，发始白；七七任脉虚，太冲脉衰少，天癸竭，地道不通，故形坏而无子也""丈夫八岁肾气实，发长齿更；二八肾气盛，天癸至，精气溢泻，阴阳和，故能有子；三八肾气平均，筋骨劲强，故真牙生而长极；四八筋骨隆盛，肌肉满壮；五八肾气衰，发堕齿槁；六八阳气衰竭于上，面焦，发鬓斑白；七八肝气衰，筋不能动；八八天癸竭，精少，肾藏衰，形体皆极。则齿发去"。这是《素问·上古天真论》讲天数的内容。

例如：女数七，女子的月经是28天为1个周期，头7天卵泡发育，之后7天卵泡成熟与排卵，再7天黄体期，后7天月经来潮；在第二个和第三个7天女性的性欲是最旺盛的；"十月怀胎，一朝分娩"，妊娠满月是10个月，妊娠的月以28天为1个月。男数八，男性的精子在睾丸里生成需要64天，而精子的成熟需要90~100天，可以说"睾中仅一日，世上已百年"，这个数与人一生的数也是对应的。男子八八也就是64岁时"天癸竭"，正常寿命是度百岁而去。在人体中有很多这种共同的规律。

二、生命源来

生命源来主要回答3个问题：你是谁？父母所生，怎么才能知道父母的情况；你从哪里来？从子宫里来，生命是怎么开始的；你到哪里去？到墓地去，生命是怎么终止的。关于有形的内容大概就是 3 个问题。

《灵枢·天年》："黄帝问于岐伯曰：愿闻人之始生，何气筑为基，何立而为楯，何失而死，何得而生？岐伯曰：以母为基，以父为楯，失神者死，得神者生也。""以母为基，以父为楯"是在说受精卵，精子和卵子结合之后，精子被降解，但它的 DNA 被保留下来，DNA 里的特征染色体——家族特征基因在 Y 染色体上，也就是说只有男孩才有，女孩没有。发育中卵子主要提供什么？除了 X 染色体之外，还提供卵子的细胞浆，细胞浆在卵裂的时候会被消耗，因为在刚刚发育的时候，受精卵是没有血管的，没有办法获得营养物质，最初细胞分裂所需要的营养物质是由卵子提供的，比如鸡蛋的蛋黄，小鸡在里面就是靠蛋黄营养，卵子体积大就是这个原因。之所以精子小，形似小蝌蚪，是因为仅需要它那条染色体。明白了"以母为基，以父为楯"，你就会发现人体的很多奥秘。比如在人的脸上，可以看到他母亲的特征，也可以看到他父亲的特征；在手上有一条父纹一条母纹，通过手纹可以看到他父亲和母亲的特征，这说明遗传在起作用。

举个例子，来一个肝郁脾虚体质的患者，属柴胡桂枝汤证。体质是一种先天禀赋，遗传于他的父母，如果这个人是个木型人，陪他来的是父亲，也是个木型人，方头方脑的，说明他的肝郁继承于他的父亲。那么，就可以推理出她的母亲很可能就是一个脾虚的人，这就是《黄帝内经》的"以母为基，以父为楯"。在很多时候分析一个人的生理特征，就可以看出他的父母是什么样的，或者说这个人内向的性格是遗传他的母亲多一些，外向的性格遗传于他的父亲多一些，通过观察患者的这些体貌特征，就能够推理出他的父亲、母亲大体是什么样的。孙思邈能看三代人，它的背后是有规律的。

三、进化之树

最初这个世界是没有生命的，由无机物构成，逐渐形成了有机物最低等的生命——原核生物[①]（图 2-2），其中一支变成真核生物[②]。真核生物后来又分成两支，一支是植物，一支是动物，动物不停地进化，一直进化到哺乳动物，最后哺乳动物站立起来就是人，这是物种进化的一个基本过程。

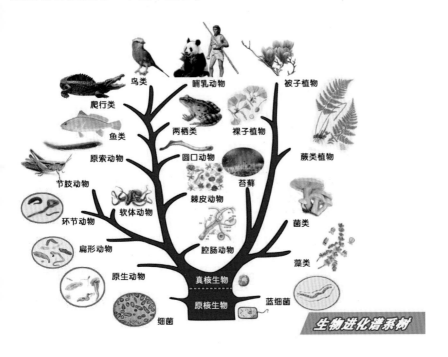

图 2-2　生物进化谱系树示意图

人是怎么来的？首先从受精卵开始，受精卵卵裂后形成 3 个胚，再形成空腔，形成胚泡，然后出现内胚层、中胚层和外胚层（图 2-3）。

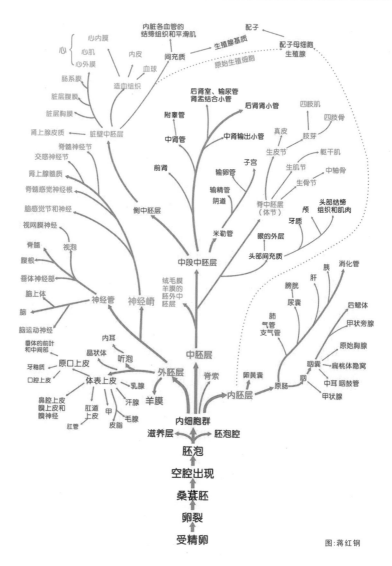

图 2-3 胚层示意图

（1）内胚层：内胚层发育形成原肠，形成内胚层的器官系统。主要是形成呼吸道（包括气管、支气管）、甲状腺和胸腺，还形成膀胱和消化管，这是原肠。

（2）中胚层：中胚层分为 3 段，脊中胚层蜕化成人体的肌肉和骨骼，形成体节，这部分与中医的针灸关系密切，是针灸学的重要机制；中段中胚层形成人体的肾、输尿管和生殖系统，这部分归为中医讲的肾；侧中胚层分化成人体的心脏和造血组织，包括肾上腺的皮质。

（3）外胚层：外胚层形成人体表的皮肤黏膜、腺体和神经。

这就是人的发育过程，在这个发育过程中，组织同源性越强，在中医上越容易表现为关联性。比如，胰腺和肝同源性很强，胰腺疾病很大一部分就表现为大柴胡汤证，像胰腺炎、胰腺癌等。胰腺有一部分表现为促进消化的作用，由消化管发育而来；另一部分，肝、胆、胰来自同一个胚芽，所以，它们都会表现出中医讲的少阳证。根据它们发育时的相关性，就可知中医在藏象上为什么会把它们归到了一起。

四、生命本源

生命是怎么来的？"生之来谓之精"，人的精子和卵子一阴一阳，人是阴阳同体的。比如说女性，女性的阴蒂和男性的阴茎具有同源性。女性有 3 种激素，雌激素维持女性的第二性征，孕激素司管生殖，雄激素司管性欲，女性的性欲是靠雄激素来维持的。但是女性是以雌激素占优势的，所以，表现出女性的生殖特征。天癸分男女，天癸中的雌激素、雄激素、孕激素是分男女的。男性、女性都有雌激素和雄激素。雌激素和雄激素都来源于甾体激素，都来自胆固醇。人体是不能合成胆固醇的，必须通过饮食来获取，如果人不吃肉，胆固醇的摄入就会大大降低，所以出家人不吃肉，从而使雄激素水平降低而清心寡欲。这是雌孕激素和雄激素的合成过程。胆固醇可以合成雌激素和雄激素，胆固醇合成孕酮，然后合成雄烯二酮，再合成雌酮，就是这 3 种激素在体内相互转化的过程，因此男女都有雌激素、雄激素，只不过男性是雄激素为主导，女性是雌激素为主导，天癸分阴阳就是这个过程。人都是雌雄同体的，只是女性偏阴，男性偏阳，但是，精子和卵子是阴阳分开的，然后男女交媾"两精相搏"，也就是受精，"两精相搏"后"神机确立"。《黄帝内经》讲"出入废，则神机化灭"。"神"的特点就是出入，沟通天地，神入的时候，心肾交泰，心火下行，此时就要躺下睡觉；神出的时候，就会睁开眼睛活动。然后，细胞开始分裂，气机确立，气机的特点是升降，表现为升降浮沉，"升降息，则气立孤危"。随着细胞的分裂，细胞就有了极性，高等生物的细胞是有极性的，因为细胞两侧的结构是不一样的，这个气机就确立了。

　　所谓生命，"生之来谓之精"，男女交媾，两精相搏，从两精相搏才开始有生命，单独的精子和卵子，严格来讲还不能算是一个完整的生命。然后两精相搏，神机确立，就有了神；细胞分裂，气机确立，就有了气化，这是一个生命的开始。有了神机气化，开始阴阳化生五行，细胞不断的分裂、分化形成器官系统，这就是《黄帝内经》讲的形质；阴阳化生五行，五行运化六气。为什么五行运化出来是六气？因为火有两端，分了火与热两端，所以就变成了六气，"气"就有了，"形、气、神"都有了。"气化"是以脏腑为器，六经为通道，气血精津液为物质基础，运化风寒火热燥湿六气，就是新陈代谢，物质、能量与信息的转化。这是一个活着的人，必须具备"形、气、神" 3 个基本要素。

　　生命的过程，即"生化"，由"气"的运动与变化推动生命的运动变化。"气"的升降出入推动生命的运动变化，生命运动变化的过程叫作生、长、化、收、藏，结果就是生、长、壮、老、已，所以，生化的过程——生、长、化、收、藏导致生、长、壮、老、已，最终导致生命的终结。

　　这里还需要材力这一物质基础，也就是中医讲的气血精津液。材力即《黄帝内经》中"衰"的问题，"男子八八天癸竭，精少，肾脏衰，形体皆极，齿发去。""衰"和"老"其实是两回事，"老"指的是年龄，"衰"指的是功能，未老先衰和老而不衰是两个概念，"衰"和"老"是两个概念。"衰"和"老"两者相关，"夫道者，年近百岁，老而有子"指的是什么？这类人容易活过百岁，夫道者，年近百岁，因为他天数过度，所以能活过100岁，老而不衰。"天数过度，气脉常通"讲的是冲脉，冲脉肾气有余，肾气有余才导致气脉常通，所以他会老而有子。黄帝曰："人年老而无子者，材力尽邪？将天数然也？"其实是两个原因，一是天数到，二是材力尽。男子八八天地之精气竭，故形坏而无子，所以天数和材力是相关的。

　　天数讲生、长、壮、老、已，从生到死，阴阳离决，精气乃绝。前面讲了精卵产生，男女阴阳分离，然后男女交媾，两精相搏，精卵结合，神机确立，气机确立，受精卵分裂、分化、迁移、化生五行，有了心、肝、脾、肺、肾的形质，五行运化六气，以五脏为器，六经为道，气血精津液为原料，运化风寒火热燥湿，这个过程中发生生化，也就是生、长、化、收、藏，在这个过程中需要消耗材力，也就是气血精津液，生命的过程就是由于生、长、化、收、藏导致生、长、壮、老、已，从生到死的过程，在这个过程中天人相应，就是人与环境相适应，所谓"人生于地，悬命于天"，这就是人的一生，由生到死。

　　男女交合西医叫性交，中医叫男女交媾；西医叫受精，中医叫精卵相受，然后形成器官系统，发生新陈代谢，在新陈代谢的过程中形成生物节律和生物周期，最后死亡。生物节律就是中医讲的天人相应，是人类为了适应自然界的变化形成的。比如，白天上班，晚上睡觉，这就是一个生物节律。生物周期包括生命周期和生殖周期。生殖周期就是从二七、二八到七七、八八，完成一个生殖周期。

二七、二八开始长青春痘，开始交男女朋友，然后到七七、八八，正常的生殖周期结束，但是，他的生命周期在七七、八八之后继续再维持直到"已"，也就是直到死，生命结束，这是西医对生命的认识。

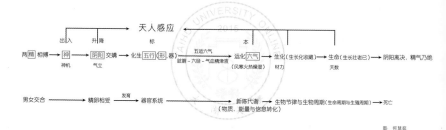

图2-4　认识生命

中医与西医在认识生命上基本没有区别（图2-4），不外乎一个使用文言文，一个使用白话文。其实，不管中医说的有多么深奥，也是服从这个规律的，文言文用白话文翻译过来，与西医的认知在本质上没有区别，因为西医、中医研究的对象都是人，而人只有一个，不可能中医说一套，西医说一套。

五、生命周期

西医讲的新陈代谢是物质、能量与信息的转化，它有3大物质基础：糖、脂、蛋白质，还有5类小分子：水、电解质、酸碱平衡、维生素和微量元素，这5类小分子加上3大营养物质，发生物质、能量与信息的转化。

能量的转化体现在 ATP 储存起来供人使用，或者转化为热能维持体温，因为它在体内燃烧的时候有一部分能量会转化为 ATP，没有转化为 ATP 的另一部分能量产生体温，当能量不够的时候，ATP 也可以动员出来消耗掉被转化为体温。物质除了能够转化为能量，还可以转化为信息。信息传递是细胞外信号，神经递质、激素、细胞因子作为信号分子传递到细胞内，就是细胞内信号，最后指导DNA。比如，人们看见一件商品很喜欢，这就是视觉刺激到了机体的感觉中枢，美好的东西引起激素分泌，给人带来愉悦的感觉，多巴胺分泌引起冲动，然后就会把这个商品买了回去，在这个过程中，外界的信号传递到肌细胞促使人掏钱付账，这就是西医讲的信息传递过程，最终决定行为，即西医讲的物质、能量与信息的转化。为什么还需要能量呢？因为要过去购买，这个过程要消耗 ATP，需要消耗糖、脂、蛋白质存储的 ATP，购买不光要下决心也需要花费力气。

生物周期是由 DNA 决定的，DNA 决定了人的生命周期。比如，在染色体上两端有一段序列叫作端粒，细胞每分裂一次，这个序列就会缩短一部分，端粒随着细胞的分裂在缩短，缩短到最后就会启动细胞的死亡。启动细胞的死亡有 3 种方式：第 1 种方式是坏死；第 2 种方式是凋亡，又叫程序性死亡，即按照程序自己死亡；第 3 种方式叫作自噬，即自己消化自己，自噬也是受基因控制的。可见，细胞的死亡是必然的，端粒决定了细胞随着自身的分裂最后走向死亡，所以活着才是偶然。两精相搏，DNA 决定人的生命周期。根据哺乳动物的生命周期类推，人的生命周期是 1~300 岁，更多倾向于 1~200 岁，现在倾向于最多 120~130 岁，也就是中医讲的"八八"64 岁，两个"八八"就是 128 岁。从目前的文献看，有确切出生日期可以考证的人，还没有活过 128 岁的，活到 120 岁就已是极致。有人说孙思邈[③]活了几百岁，还有说陈抟活得更久，虽然有文献记载，但是我们没有办法去考证，目前能够考证、证明的长寿者没有超过 128 岁的。

生殖周期也是由 DNA 决定的，遵循 DNA 的中心法则[④]，由 DNA 到 RNA 再到蛋白质。两精相搏，精卵相受，获得 DNA，DNA 来源于物种的进化，生物在发育的过程中会重演整个物种形成的过程（见图 2-2）。胚胎发育（图 2-5）的时候把人演化的完整过程重演了一遍，从单细胞生物、原核生物一直到人。但不包括植物，因为植物是另外一支。生命演化的整个过程，会在胚胎发育的时候重演，从受精卵发育到形状像条鱼，出现腮，如果这个阶段营养缺乏，发育不完整，脸部就会形成瑕疵，后期是需要整形的。然后再发育出尾椎骨，尾椎骨是与猴子的尾巴一样的一块骨头，而人是退化掉的，最后才发育成一个人。这个过程就是由一个单细胞生物一直到高等生物的演化过程进行了重演。

　　为什么在胚胎发育的时候会重演生命进化的过程呢？因为在DNA里面包含了由低等生物到高等生物的信息。比如，人和老鼠形体区别很大，但是，人和鼠百分之九十几的基因都是同源的，只有极少数的基因不同源。因为人与老鼠极大部分基因都是同源的，虽然形体差异很大，但是他们生命活动的基本过程是一样的，所以控制生命活动的基本基因也是一样的。哪些基因不一样？比如，有些人长的个头高一点，男性的乳房小一点等，我们看到男女差别很大，但在生命活动中，只占很小很小的一部分，就拿老鼠和人的生命活动相比，差异也是很小很小的一块，维持生命活动的基本过程的基因都是一样的。而这个基因它包含了从单细胞生物到整个人进化的信息，所以在胚胎发育的时候重新来一遍就是这个原因。

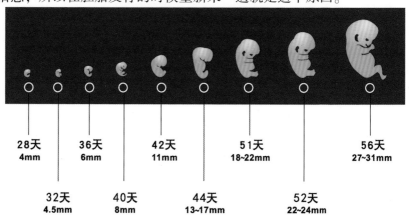

28天
4mm

36天
6mm

42天
11mm

51天
18~22mm

56天
27~31mm

32天
4.5mm

40天
8mm

44天
13~17mm

52天
22~24mm

图 2-5　胚胎发育示意图

人是个小宇宙，地球上生物演化那么多年的信息在人的 DNA 里面都有，而且人是与众生共生的，要知道人身上有很多活物，如消化系统的细菌，太阴脾管黏膜，太阴肺主要管外表，太阴脾消化道的细菌就很多，虚则太阴，故脾虚的人益生菌减少；实则阳明，阳明病便秘的人致病菌会增加，这些细菌都和人体共生。

生物的整个过程和宇宙爆炸的过程是一样的。宇宙最早起源于极点，没有质量、没有时间、没有大小，突然之间发生宇宙大爆炸。150 亿年，就从宇宙爆炸的这一刻才有了时间。宇宙大爆炸以后的34 万年，宇宙温度由 100000 亿℃降到 3000℃，冷却之后原子形成。原子形成以后宇宙才有引力和质量，这时候有了质量，才能够把气体凝结成块，形成恒星。因此首先是极点，什么都没有，没有大小，没有空间，没有时间，然后宇宙爆炸，爆炸之后形成原子。传统文化讲的道就是那个时候，道生一，生出了元气，中医讲的元气即西方人讲的原子，然后一生二，才有了阴阳，引力的作用形成原子，原子进一步冷却形成恒星系，这个恒星系有一个系叫作银河系，银河系在 66 亿年前发生爆炸、凝结，在 46 亿年前形成太阳系和地球。在 35 亿年前出现生命，在 300 万年前南方的古猿进化成人。而胚胎发育的过程就把这个过程从 35 亿年前的微生物到人整个的过程给重演一遍。这就是我们的世界和宇宙，宇宙就是时间和空间，一个宇，代表空间，一个宙，代表时间。

第二节 六经化生

一、六经化生

中医对人体模型使用最广泛而深刻的是六经模型和脏腑模型，

以下重点介绍六经模型。

《素问·上古天真论》"帝曰：人年老而无子者，材力尽邪，将天数然也。"这涉及人的生命周期和生殖周期，也就是下面这一段：

"岐伯曰：女子七岁肾气盛，齿更发长；二七而天癸至，任脉通，太冲脉盛，月事以时下，故有子；三七肾气平均，故真牙生而长极；四七筋骨坚，发长极，身体盛壮；五七阳明脉衰，面始焦，发始堕；六七三阳脉衰于上，面皆焦，发始白；七七任脉虚，太冲脉衰少，天癸竭，地道不通，故形坏而无子也。"

"五七阳明脉衰，面始焦"中的"面始焦"指的是什么？正常情况下女性到了35岁，才能够隐隐约约看到脸上有一点黄褐斑，只要这个人黄褐斑出现的岁数小于35岁，说明她早衰。女性的衰老是从35岁开始，35岁在医学上称高龄产妇，生孩子容易出事，所以看一个女性的衰老情况，如果明显看到有黄褐斑，年龄小于35岁，她的衰老就提前了。

"二七而天癸至，任脉通，太冲脉盛，月事以时下，故有子"，如果说她没有子或月事不下，可以去摸她的太冲脉，太冲脉在脚背趾缝上，是妇科经常用的脉法。如果太冲脉搏动很明显，月经不来，用通经汤一剂药月经就能下来，因为此时子宫已经进入增殖期但是月经下不来，用通经汤就有效。

"男子八岁，肾气实，发长齿更。二八，肾气盛，天癸至，精气溢泻，阴阳和，故能有子。三八，肾气平均，筋骨劲强，故真牙生而长极。四八，筋骨隆盛，肌肉满壮。五八，肾气衰，发堕齿槁。六八，阳气衰竭于上，面焦，发鬓斑白。七八，肝气衰，筋不能动，八八，天癸竭，精少，肾藏衰，形体皆极，则齿发去。"

"二七""二八"之前是太阳所主，"二七""二八"到"四七""四八"是少阳所主，"四七""四八"到"六七""六八"是阳明所主，"六七""六八"到"七七""八八"是三阴所主（图2-6）。

也就是说，人到"二七""二八"之前是太阳经所主，容易发生呼吸系统疾病，如呼吸系统疾病和皮肤病、小儿过敏。"二七""二八"到"四七""四八"是少阳经所主，容易发生少阳的疾病。比如说这个时候长青春痘怎么办？吴门验方枇杷清肝饮从少阳去泻相火，可治疗青春期的痤疮。"四七""四八"到"六七""六八"是阳明所主，这个时候容易死于急性热病，外感热病死的最多的是"四七""四八"或"六七""六八"，这时往往容易表现为大热、大渴、大汗、脉洪大，阳明病在这个时候死的很多，西医讲的外感热病死亡率最高的在这个年龄阶段。"六七""六八"开始体质衰弱进入三阴，进入三阴之后到"七七""八八"以后就靠厥阴来维持，最后阴阳离绝。

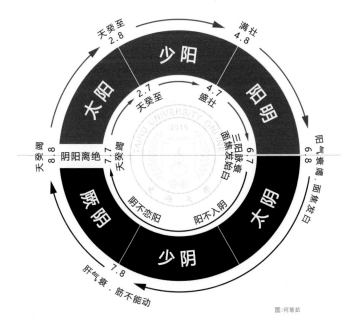

图2-6　六经化生示意图

"七七""八八"以后靠厥阴来维持，因此老年性的疾病绝大多数都在厥阴经，如老年性的阴道瘙痒、老年性的皮肤瘙痒、老年人半夜口渴，都可以用乌梅丸治疗。绝经之后为什么有的人会出现白带？绝经之后雌激素减少，白带就减少。如果绝经之后白带多，甚至是五色带下，要注意多数人会患有老年性阴道炎，或者宫颈肿瘤。宫颈肿瘤的患者，常常晚上做梦，梦见神神鬼鬼的东西，但是张仲景的《金匮要略》说"此皆带下，非有鬼神"。实际上把图2-6弄清楚，大体上就能知道在哪个年龄阶段，容易在哪一条经出现问题，这是人的基本生理规律。

值得注意的是，随着"七七""八八"以后，要慎用黄芩汤，"七七""八八"用黄芩汤，《伤寒论》说"反以黄芩汤彻其热"，提出它容易转成厥阴死证。如果八九十岁的老年人口苦、咽干、目眩，就要小心，不要单纯地用黄芩汤去泻他的火。

天癸竭的时间段，女性是"六七"到"七七"，男性是"六八"到"八八"，因此女性生殖周期衰老的快，只有7年，而男性生殖周期衰老的慢，要经过16年，《黄帝内经》说的"天癸竭，地道坏"。人出生的时候，囟门未闭，随着发育而囟门闭合，称之为"天门闭"。开囟门与天地精神相往来，所以练气功第一个要打开囟门，那些打通大周天的人，他的头盖骨是软的。而后进入青春期是"地道开"，完成性生活与生殖活动。七七、八八以后"地道坏"，这时候你再练道教的内丹，就练不成了。因为"天癸竭，地道坏"，此时精都没有了，无法炼精化气了，所以人出家一定要在"七七""八八"之前，它是有道理的。

人的衰老还表现在阳不入阴，从太阴经到少阴经的衰老，表现为睡不着；然后阴不恋阳，从少阴经到厥阴经的衰老，表现在早醒，凌晨三四点钟就醒了，少阴经衰老的老年人越睡时间越短。老年人早晨四五点钟就起来活动，说明他到了厥阴经的阴不恋阳，最后阴阳离绝而亡。"七七""八八"之后主要靠厥阴经来延续生命，如果看到老年人表现为寒热错杂，第一个想到的就是用乌梅丸，这是最简单的一个辨证办法。

二、两精相搏，男女有别

六经化生说明了人是怎么形成的，揭示了人的生命周期和生殖周期这个基本规律，但是男性和女性是有差别的。第一个差别体现在"七七""八八"的数上，女数七，男数八。具体到衰老的方式和衰老的时间都不一样，女性是"五七"35岁开始衰老，从阳明经开始衰老，因为"阳明多气多血"，女性有月经，以气血为本；男性是"五八"40岁才开始衰老，是从肾开始衰老。

第二个差别体现在两精相搏，男女有别。女性的生殖周期是以肾为本，以肝为用。虽然天癸是少阴肾所分泌，但是天癸多用于生殖，需要肝的参与。《黄帝内经》："七七任脉虚，太冲脉衰少，天癸竭，地道不通，形坏而无子。"故女子要有子，需要有3个条件，第一是天癸至，第二是任脉通，第三是太冲脉盛，这3个条件缺一不可。天癸至需要肾没有问题，任脉通是指体内不能够有瘀血或寒凝血瘀，肝经舒达才能太冲脉盛，最后才月事以时下，才能有子。"女子二七天癸至，任脉通，太冲脉盛，月事以时下。"故女子月经需要具备3个条件：天癸至，任脉通，太冲脉盛。治疗闭经、月经后期、不孕，需要天癸至，任脉通，太冲脉盛，天癸至可用30~60g菟丝子，任脉通可用30~60g牛膝，还可加点儿桂枝、当归通经，太冲脉盛可用30~60g生麦芽，这就是吴门验方通经汤的组成。通经汤治疗不孕时一定要先避孕，因为通经汤能够下胎，如果不避孕，吃了以后会导致流产，一般吃两三个月后才能备孕。通经汤为什么用麦芽？因为"有乳无经，有经无乳"，麦芽可以回乳，它可以抑制促乳素，促进月经来潮，如果促乳素表达分泌增高会导致不来月经，中医认为精血上注于乳腺，就不下注于血室。比如说治疗闭经泌乳综合征，可用麦芽，麦芽能够回乳，因为它里面含有麦角甾醇。所以对于女性月经不通，用这个方加加减减，大部分的女性妇科病都可以用。

"男子二八肾气盛，天癸至"。男子天癸至的前提条件是肾气盛，与女性一样。男子与女性不一样的是"男子精气溢泻，阴阳和，故能有子。"男子要有子，要射精，首先是天癸至，精气溢泻；第二是雄激素导致精液分泌，产生精子，然后阴阳和。为什么阳加于阴叫阴阳和？因为阴茎的勃起需要阳气发动，然后精血注于阴茎，也就是说大量的血液注于阴茎海绵体，导致阴茎勃起，出现射精，这是男性要有子的条件。男性要有子，第一个条件"精气溢泻"，就是天癸至，溢泻即满则溢；第二个要"阴阳和"，要阳加于阴，男性勃起，然后出现射精。当你明白这个过程，就知道治疗男性性功能紊乱用什么办法。比如说男性的阳痿和早泄，大部分人知道精气溢泻，知道补肾，治疗阳痿、早泄不仅有精气溢泻，还有阴阳和的过程，这阴阳和的过程，就可以从少阳去治。举个例子，小柴胡汤能治疗早泄和阳痿，四逆散也能够治疗阳痿，为什么呢？因为阴阳不和，阴茎就不能勃起，阴茎勃起需要阳加于阴，阴茎的血管要扩张，血管扩张之后血液下沉，注于阴茎海绵体，导致阴茎的勃起，而这个过程就取决于肝经，因为肝经主边缘平滑肌系统，血管的痉挛用四逆散，就能治疗早泄、阳痿。阴茎勃起是当副交感神经兴奋时，海绵体血管窦扩张，动脉血流量增加，使阴茎海绵体充血，这就是"阳加于阴"。要想阴阳和，阴茎勃起射精，就要解决男性生殖系统的问题，这主要是在阴阳和，这个过程在女性是没有的。

男性阳痿要从阴阳和上去考虑，可以用四逆散、小柴胡汤，吴门验方柴妙饮。还有一种是血管硬化引起的阳痿，有血栓也可以引起阳痿。比如桂枝茯苓丸就能治阳痿，它是个活血的药方，能治疗血管硬化和血栓的阳痿，中医讲有瘀血的阳痿。如果还伴有痰湿、高血脂形成斑块，导致阴茎血管的粥样硬化，就是中医讲的柴妙饮证。还有的人很紧张，你看他进入诊室，他的肌肉很紧张，说话都是紧张的，这类人属于紧张体质，他的血管也紧张，不能松弛，那就是四逆散证。还有的人走进诊室，你看他脸上、眼睛都是发乌、发黑的，没有精神，那是五子衍宗丸证。男性阴茎要勃起依赖于雄激素，还受两个因素的影响，第一是盆底肌受到刺激，导致男性的勃起，比如说夜尿，晚上憋尿会引起勃起；第二通过大脑中枢，当他看到喜欢的女子就会勃起，所以夫妻做爱要有前奏。他的冲动传递下去之后，首先是血管扩张，然后阴茎海绵体充血，阴茎勃起。这个过程中如果他的性激素水平低，勃起就会发生障碍，这就是中医讲的五子衍宗丸证。

男性"七八"肝气衰与女性的太冲脉衰少相似，"七七""八八"以后，也就是天癸绝以后，都是厥阴所主，与女性相同。男女唯一不同的就是"生生之气，以肾为本，以肝为用"，先天，以肾为体，以肝为用。水生木，木生火，天癸是肾水所生，肾水化生肝木，通过肝作用于生殖系统。比如治疗不孕，既可通过补肾，也可通过疏肝或暖肝来治疗，这也是不孕症有的用五子衍宗丸、有的用温经汤、有的用乌梅丸的原因。比如说手脚冰冷，肾阳虚表现为手脚冰冷，肝气郁结也可以表现为手脚冰冷，肝经有寒也可以表现为手脚冰冷，所以治疗补肾不见效的时候，疏肝也可以。女子以肝为先天讲的就是厥阴经，核心是太冲脉盛，太冲脉盛她才能来月经，判断月经来不来可以去摸她的足背动脉，就在大踇趾和二趾分叉的地方，如果月经来之前，你摸到这个脉搏特别有力，就知道这个人月经要来了。你不仅可以去摸太冲脉，还可以看她的舌尖，看到舌尖红，你问她有没有失眠，如果没有失眠，也是月经要来的征象。女子受肝的作用比男子更明显，《金匮要略》讲温经汤就可以治不孕症，因为女子有子要太冲脉盛，温经汤就可以治疗不孕症。

注释

①原核生物（prokaryotes）：是由原核细胞构成的生物，包括蓝细菌、细菌、放线菌、螺旋体、支原体。

②真核生物（eukaryotes）：是由真核细胞构成的生物，如植物、动物、真菌等。

③孙思邈：京兆华原（今陕西省铜川市耀州区）人，生于西魏大统七年（541），卒于唐永淳元年（682），享年142岁。孙思邈为唐代医药学家、道士，被后人尊称为"药王"，著有《备急千金要方》。

④中心法则：是关于遗传信息传递规律的基本法则，包括由DNA到DNA的复制，由DNA到RNA的转录和由RNA到蛋白质的翻译等过程，即遗传信息的流向是DNA-RNA-蛋白质。

第三章　形、气、神

　　人有气化（新陈代谢）、形质和神志（意识活动）。一个上腹胀满的患者来看病，你可能诊断为慢性胃炎，使用厚朴生姜半夏甘草人参汤，但是，他可能是胃癌（形质病），结果半年后病重而亡。如何诊断是不是胃癌？《伤寒论·平脉法》曰："关脉如豆"，如果患者右手关脉如豆，也就是只见右手关脉滑，右寸和右尺脉不滑，这就是胃癌，见到这种腹胀的患者，应该首先让他去做PETCT。再比如，又来一个上腹胀满的患者，发现他的眼神不对，我们在望诊课里讲过如何望患者的神，最简单的办法就是当你的手举一下，正常人的眼神会随着你的手看，如果他的眼神不能随着你的手看，就说明这个人有抑郁症，腹胀仅仅是抑郁症的一个关联症状，这种患者单治腹胀是治不好的，要去治他的神。"关脉如豆"，只见关脉滑，那是胃癌；如果三部不沉，独见右寸脉沉迟，那是肺癌；如果是尺脉又长又滑，阴中生疮，要考虑宫颈癌。这些内容在《伤寒论》中都有原文，一定要熟读经典，要把形、气、神印入脑海。

一、形

　　如果没有形、气、神的概念，常常容易误诊。比如一个便秘患者治疗半年后去世了，最后确诊结直肠癌广泛转移。如果你有形、气、神的概念，首先判断有无形质病，可以先翻看患者的上唇系带，如果看到有结节说明肠道有占位（图3-1A），虽不一定是癌症，但是一定会有占位。然后，你再检查有没有痔疮，有没有息肉，有没有肿瘤；图3-1B是正常的上唇系带；如果看到患者舌头两侧是凸起来的，鼓起来一个结节（图3-1C），说明肿瘤已经发生肝转移。

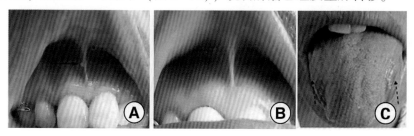

图3-1　上唇系带和舌结节

《伤寒论》"咳而脉沉者，泽漆汤主之"。泽漆汤可治肺癌，泽漆汤与六物黄芩汤相似，组方几乎相同，都有黄芩、桂枝。泽漆汤和六物黄芩汤的区别是：六物黄芩汤治疗功能性疾病，而泽漆汤治疗形质性疾病，是治疗肺癌的处方。如果是普通的功能性疾病，就用六物黄芩汤；如果是肺癌就要用到泽漆汤，这就是功能性疾病和形质性疾病的区别。如果是神志病的话（精神疾病）就用奔豚汤，奔豚汤合柴胡龙牡，如果奔豚汤兼有桂枝证，直接用柴胡桂枝龙骨牡蛎汤这个治疗神志病的处方。

《金匮要略》"下利，肺痛，紫参汤主之"。条文中提到肺痛，肺会痛吗？肺没有痛觉神经，怎么会痛呢？学西医的都知道肺不会痛的，只有胸膜才会痛，所以这是由于肺癌侵犯到胸膜。如果肺癌的患者胸痛，要么是肿瘤侵犯到胸膜，要么就是发生了胸壁转移，或者胸骨的转移，因为肺没有痛觉神经，不可能痛。同理如果有人告诉你肝区疼痛，首先要考虑肝癌，因为肝脏也没有痛觉神经，这种疼痛一定是侵犯到了肝包膜，肝包膜才有痛觉神经。而慢性肝病患者的肝区是不会痛的，当肝脏被牵拉以后，患者感觉肝气不舒，但是不会发生疼痛。所以，当一个肺癌的患者告诉你："我胸疼"，如果你没有这方面的理论，你就判断不了患者已经发生胸部转移，就容易误诊误治。

中医也能诊断癌症。举个例子，《外科证治全生集》"根盘散漫，坚硬如石，推之不移"。什么叫"根盘散漫"？如果一个乳腺癌的患者，触诊到乳房上的肿块边界不清楚，中医称"根盘散漫"，西医称之为浸润性生长；"坚硬如石"，乳腺癌的硬度是正常乳腺组织的5~30倍；"推之不移"，即是西医说的周围组织粘连固定，这些就是乳腺癌的特征；"皮色变异"，西医叫橘皮样改变，乳腺癌会发生橘皮样改变；"翻花溃烂"，指的是肿瘤溃烂；"流走再生"，就是西医说的转移，肿瘤明明在乳腺，它流走到了背部，流走到皮下，发生了肿瘤转移。而且《外科证治全生集》指出男女皆有此证，男人也可以得乳腺癌。西医通过体格检查，诊断乳腺癌也是这几点：第一，表现为浸润性生长，边界不清楚；第二，硬度很大；第三，与周围组织粘连固定；第四，有橘皮样改变；第五，其他地方摸到肿物，流走再生即发生转移；第六，局部溃烂形成癌性溃疡。中医有很多办法去诊断形质病，"望诊"这门课就专门讲述了怎么从望诊去诊断形质病，形质病会表现出什么样的特征，根据这些特征，可以进行诊断。

二、气

人是有气化的，就是所谓的生、长、化、收、藏。《素问·六微旨大论》："帝曰：有期乎？岐伯曰：不生不化，静之期也。帝曰：不生化乎？岐伯曰：出入废则神机化灭，升降息则气立孤危。故非出入，则无以生、长、壮、老、已；非升降，则无以生、长、化、收、藏。是以升降出入，无器不有。故器者生化之宇，器散则分之，生化息矣。故无不出入，无不升降，化有小大，期有近远，四者之有而贵常守，反常则灾害至矣。故曰无形无患，此之谓也。"这里讲神机，讲人的神；讲气立，讲人的气化；"故器者生化之宇"，讲宇，讲的是形；即形体是生化活动的空间，"宇"是空间，宇宙的宇，气化活动就在人体这个肉体里面进行。"器散则分之，生化息矣。"如果气散而肉体坏，则气化活动就没有了。"故曰无形无患，此之谓也"，因为有形才有气化，才会出现气化的疾病，如果无形的话，它是无患的。

事物的产生有两种方式：一种叫生化，生、长、化、收、藏；另一种叫作幻化，幻化出来的东西是不生病也不老的。比如，一个流了产的孩子，它待在人的血室之中，30年以后，他还那么大，不会变老的，因为"无形无患，此之谓也"，这些不是我们正常所看到的东西，有相无形都是幻觉，此之谓也。比如精神病患者出现幻听，说他有一个哥哥跟他说话，30年了，哥哥还那么大。说明幻化出来的东西是没有生、长、化、收、藏的，也没有生、长、壮、老、已的，因此，《黄帝内经》讲"无形无患"。"根于外者，命曰气立，故器者生化之宇，气散则分之，生化息矣，故曰无形无患，此之谓也。"就是要有形质，如果形质没有了，生化就停止了。

"根于中者，命曰神机"，"根于外者，命曰气立"。"气立"是从冲脉立起来的，"气"源于肾精肾水，沿冲脉而上，水生木，到了肝，木生火，到了心脏，心火出于瞳孔，周行全身，就是中医的"卫气"。卫气就是保护人体的气，真正高明的望诊，能看出人的卫气强不强，距人体1cm左右包围着人的一层气就是卫气，哪里有病就会在哪里出现缺陷，或者颜色变黑。"根于外者，命曰气立"，白天肾水化肝木，肝木化心火，心肾交泰出于瞳孔，周行全身；晚上卫气从瞳孔进去，然后到心脏，再到肾脏，躺下睡觉。晚上睡觉要盖被子，因为晚上人的体温会降低的，并不单纯是环境温度降低了，而是卫气收进去了。当你诊察一个人的卫气，你会看出哪儿有病。卫气周行全身，哪一个地方没到、有缺陷，哪一个地方就会出现疾病。

三、神

（1）心藏神，肝藏魂，肺藏魄，脾藏意，肾藏志：《灵枢·本神》讲："生之来谓之精，两精相搏谓之神。"两精相搏就有神了，在受精卵两精相搏的时候，还没有形成中枢神经系统，怎么会有神呢？这个神指的是 DNA，是人的底层代码，底层代码不停地转录发出指令，决定了人的生、命、运、数，人的生化、天命、天数都是受到 DNA 控制的，只有运受环境的影响。

"两精相搏谓之神，随神往来谓之魂，并精而出入谓之魄，所以任物者谓之心，心有所忆谓之意，意之所存谓之志，因志而存变谓之思，因思而远慕谓之虑，因虑而处物谓之智。"即人的心理过程包含了知情意。知包含知觉、思维和记忆，"任物者谓之心"，任物就是讲的知觉，也就是感觉器官受环境的刺激形成感觉的综合叫作任物，由心所主；"心有所忆谓之意"，意是指知觉加工的过程，这个意是指思维，对知觉进行加工构成人的思维；"意之所存谓之志"，把思维的结果记忆下来，中医叫作志。"任物者谓之心"，形成了知觉，"心有所忆谓之意"，形成了思维，"意之所存谓之志"，把思维的结果记录下来，就是记忆。所以，肾虚的人记忆不好，爱忘事。

人形成知觉的过程中，知觉有真象、有假象，错觉就是假象。还有幻象，能看到看不见的东西。任物者谓之心，能看到看不见的东西，一个重要的原因是心阳虚，用 30g 桂枝、15g 甘草以后，就看不到看不见的东西。如果有个患者总是做噩梦，眼睛一闭，全是阴曹地府的东西往上爬，这种病怎么治？摸一下患者手心，都是汗，说明就是个桂枝证。心阳虚用桂枝甘草汤或者再加龙骨、牡蛎，就是桂枝甘草龙骨牡蛎汤，吃了以后他晚上就不再梦见阴曹地府。如果用了不见效怎么办？你再看他的舌苔厚不厚，如果舌苔厚腻，往往反映大便不好解，肛门又叫魄门，予芳香化浊，给他通腑化浊；再不效，看看他幽门有没有问题，十二指肠有没有溃疡，有十二指肠溃疡的人，晚上就容易梦见神神鬼鬼。中国人认为幽门能够通幽、通地府，幽门上面是阳，属阳明，下面是阴，属太阴，阴阳相交的地方就是幽门，老百姓讲的"去了趟鬼门关"就这个意思，即《金匮要略》的"男子失精，女子梦交"。

"任物者谓之心"，心藏血，心主血脉，血摄神，当明白这个道理，你就会知道大细胞贫血的治法。叶酸[①]、维生素 B_{12} 缺乏会出现大细胞性贫血，而大细胞性贫血的临床表现和神经系统的兴奋性有关，表现为心烦不得卧，就是黄连阿胶汤证。黄连阿胶汤证的第一个表现就是心烦不得卧，因为维生素 B_{12} 能抑制神经系统的兴奋性，叶酸与维生素 B_{12} 缺乏，导致神经细胞兴奋性增加，表现为心烦失眠；第二个表现是发生黏膜炎，叶酸和维生素 B_{12} 缺乏导致舌的黏膜脱落，表现为中医的镜面舌。如果来一个黄连阿胶汤证患者，你首先看他舌上有没有苔，如果没有苔，舌尖红，再问他睡眠好不好，多半睡眠不好；其次，让他去验血，一定是大细胞性贫血。所以，中医可以推测西医的检查结果，西医也可以指导中医的检查，西医验血查出大细胞性贫血的人，基本上都表现为睡眠不好，为黄连阿胶汤证，中西医没有多少区别，只有学了"中医生理学"才可以把这两个学科打通，能利用西医的检查看中医，用中医的诊断就可以知道化验单会出现哪些内容。

人体大脑的重量是体重的 2%，但它消耗的能量却占人体的 20%，为什么要消耗这么多的能量，这涉及血液-神经假说。第一，血液中的细胞因子会影响神经元的兴奋性；第二，脑里的血管的舒张和收缩会牵拉周围的神经元，使周围的神经元发生兴奋或者抑制；第三，由于血供的供应量不一样，当局部的血液供应量更多的时候，脑组织温度会增加，血液供应量减少的时候，脑组织的温度会降低，而脑组织的温度可以直接影响到神经元的活动。举一个最简单的例子，如果一个人下午听课打瞌睡，为什么会打瞌睡呢？第一是课讲得不好，第二是他午饭后必须要睡觉，不睡就难受，也就是《金匮要略》讲的"头重不举，多卧少起"，在躺平睡一觉之后，他下午工作就有精神，这是中气下陷导致的大脑缺血、缺氧，头部温度降低，所以他下午才会"头重不举"。再比如，你下午3点出门诊，一个患者可能从上午10点排队到下午3点，等到他时，你一看这个人耷拉着脑袋，跟你说话时一点儿力气都没有，就是中气下陷，是补中益气汤证。如果有人和你说，他中午不睡觉下午上不了班，你就告诉他吃补中益气丸，因为他就是"头重不举，多卧少起"，是《金匮要略》讲的黄芪建中汤证。黄芪建中汤与补中益气汤的区别，关键就在黄芪和炙甘草，你不用补中益气汤，就用60g黄芪、15g炙甘草一样有效，黄芪、炙甘草加上建中汤，就是黄芪建中汤，加上人参、白术之类就是补中益气汤。两个处方一个偏气化，一个偏形质，黄芪建中汤可治虚劳、形体消瘦，偏形质；补中益气汤偏气化，调节消化道的功能，治疗气虚发热。

（2）肝和边缘系统：影响神的第二个因素是肝脏，肝脏通过边缘系统影响神，它这片区域不仅管情绪，通过边缘系统还能够控制下丘脑-垂体-靶腺轴（图3-2），所以中医认为"生生之气，以肾为体，以肝为用"，即性激素虽然是下丘脑-垂体-靶腺轴在分泌，但是它受边缘系统的控制，边缘系统管情绪。举个例子，女性有没有一生气就把乳腺气疼的？有没有跟老公打一架月经不来的？这就是通过边缘系统来控制下丘脑-垂体进而控制生殖腺，虽然说天癸是肾在分泌，但它受肝的控制。

再举个例子，黄褐斑是肝的问题还是肾的问题？中医说女子35岁面始焦，就开始有黄褐斑，吴门验方桃花煎就能治疗黄褐斑。女性黄褐斑是怎么形成的？促肾上腺皮质激素（ACTH）可以促进肾上

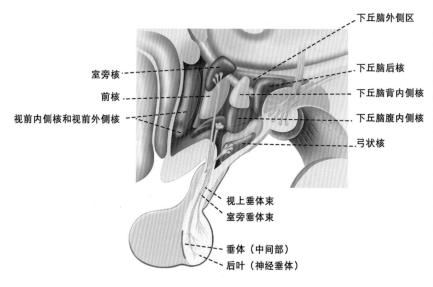

图 3-2　下丘脑核团模式图

腺皮质激素的分泌，ACTH 在体内降解，降解它的片段会刺激色素细胞使色素沉着，而这个色素沉着就叫作黄褐斑。当肾上腺皮质激素分泌水平降低，ACTH 的分泌会增加，也就是肾虚的人分泌会增加，中医认为黄褐斑就是肾虚，女性表现为黄褐斑，男性就表现为耳轮焦枯。耳轮焦枯和黄褐斑是一个道理，直接原因是肾上腺皮质激素水平低下导致 ACTH 分泌增加，而 ACTH 分泌增加之后导致色素沉着，然后活化黑色素细胞，所以，中医讲面色黑代表着肾虚，脸上有黄褐斑需要补肾。除此之外，还有边缘系统的影响，还要疏肝，不仅补肾能治疗黄褐斑，疏肝也能治疗黄褐斑，合起来疏肝补肾，用菟丝子这些补肾药的同时加一点儿疏肝的药，若肝气郁结者疏肝的药多一点儿，肾虚明显者补肾的药多一点儿。想清楚了这个道理，这类患者你首先看他边缘系统有没有问题？当患者走进诊室时，第一眼看他面部肌肉，少阳证的人面部肌肉很紧张，具备进攻性，他跟你谈话，感觉不是与一个正常人的沟通，通过谈话方式可以基本上判断出他的个性特征，属中医六经中的哪一经。从形质上来讲，这种人的脸偏方，女性的脸和男性一样偏方，就是少阳证，可以疏肝，再见到黄褐斑可加补肾。这就体现中医望诊的水平，看病是很简单，关键是你要把道理想明白，知道边缘系统通过合成这些激素，来控制肾上腺和性腺。

（3）肺藏魄：魄是不受内在意识支配的能动作用，即无意识的活动。魄与生俱来，人死了就没有了，中国人有一句俗语"魂飞魄散"，人死以后魂就跑了，魄散了。但是它"并精而出入谓之魄"，这是一个无意识活动。举个例子，魄控制呼吸，呼吸可以受意识的控制，但是平时呼吸不受意识控制，谁会24小时控制自己的呼吸。虽然没有控制自己的呼吸，但我们还是在一呼一吸，一刻不停息，这就是受魄的控制。魄藏于肺，"肺者，气之本也，魄之处也"，呼吸是人体内最大的无意识运动之一，虽然可以受意识的控制。

"肺藏气，气舍魄"，魄之门在肛门，肺与大肠相表里，所以当无意运动出现问题的时候，可以通腑。《难经》讲的七冲门，这些名称后面有很多秘密，名称不是乱取的，涉及七魄的问题，7个魄中每个魄管什么，它出了问题，就需要去通这个魄门，通腑。

（4）心神和胃神：《黄帝内经》讲过"谷神不死"，心和胃这两个器官自己有神，除了全身的神控制全身之外，心和胃都是有神的。举个例子，心脏除了受交感神经、副交感神经的支配，还有一个神经叫浦肯野纤维，能够自发冲动，所以把心脏从身体里拿出来，它还能跳动；胃也有神，把消化道从体内拿出来，它还能收缩，靠的是壁内神经丛。所以，心和胃都有内在神经，一个藏心神，一个藏谷神（图3-3）。

胃神分为胃阴和胃阳。胃阴、脾阴主要是消化道的外分泌功能，胃阳、脾阳主要指消化道的动力，消化道的特点是分泌和动力。通过腺体分泌酶，分泌消化液，受胃阴和脾阴的控制，再有就是消化道的动力，能促进食物下行，受胃阳和脾阳的控制，胃神就调节消化道的分泌和动力。中医讲的胃是指胃家，如"胃中有燥屎五六枚"，胃里哪有屎，胃里是食糜，大肠才有屎。《伤寒杂病论》讲的"胃中有燥屎五六枚"指的就是胃家，指的是消化道，不是说在胃里有燥屎五六枚。

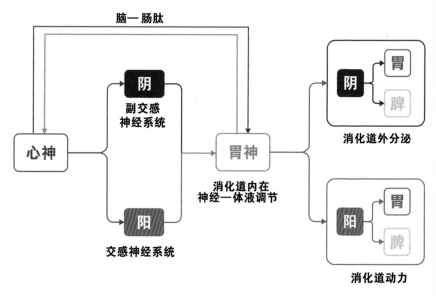

图 3-3　心神、胃神示意图

胃神通过脑-肠肽会影响到心神，在消化道不舒服的时候人也会神志不安宁，当人恶心、呕吐的时候，心里也很难受，神志不安宁。如果见到一个患者上下没着落，可以让他伸舌头，如舌苔厚腻，就是影响了心神，要用生姜半夏汤，把 30g 生姜取汁，如果不取汁可以煎煮，但是取汁效果会好一些，因为生姜含有挥发油，见效快，用 30g 生姜、30g 半夏，服后一会儿症状就缓解了。抑郁症的患者有的烦躁，你让他把舌头先伸出来，若舌苔厚腻、舌质淡，就是生姜半夏汤证。即《金匮要略·呕吐哕下利病》讲："心中愦愦然无奈者，生姜半夏汤主之。"

胃肠肽能够影响机体的神经系统，而影响胃的神经系统有两方面，一方面是外在神经，交感神经、副交感神经能够调节胃。"发汗后腹胀满，厚朴生姜半夏甘草人参汤主之"，就是交感神经兴奋导致胃的蠕动功能减退，这是外在神经。另一方面是胃的内在神经，除了神经系统就是胃肠肽，胃肠肽不只能调节消化道，还能够通过血脑屏障来调节神经系统，所以温胆汤能够治疗失眠。胃神浮越出现口苦、嘻嗝、痞满、厌食、脘痛、腹痛、泄泻、便秘这些神经官能症，不能当作慢性胃炎和常见的消化不良去治疗。再比如，出现喉中梅核气，吐之不出，咽之不下，都是幻觉，老觉得嗓子里面有东西，但吃东西又不堵，不能把它当成功能性疾病和器质性疾病去治疗，这是神经官能症，你要治他的神，而不是理气能解决的问题。

（5）肾：为什么肾虚的人到了老年之后记忆力不好？这种记忆力不好就与肾分泌的神经递质有关系。比如，它会导致肾上腺激素分泌低下，肾上腺的皮质激素和髓质激素都会分泌低下，此时这个人表现为外周循环不良，大脑处于缺血、缺氧状态，长期的缺血、缺氧又会导致大脑萎缩和脱髓鞘，导致记忆力下降。因此，补肾不仅能够改善记忆力，还能够改善大脑的萎缩和脱髓鞘。看到一个人精神不好，要知道从哪方面去治疗，不只是补脾，补肾也可以。睡不解乏的是肾虚，"少阴之为病，脉微细但欲寐也"，早晨起来他就困顿，正常情况下上午 8 点和下午 2 点是精神最好的时候，因为皮质激素分泌的两个高峰一个出现在上午 8 点，一个出现在下午 2 点，如果一个人整天都是昏昏沉沉的，是持续的皮质激素和肾上腺素水平低导致的大脑缺血、缺氧，容易出现脑萎缩、脱髓鞘、老年痴呆、记忆力减退等。如果说躺平睡一觉就能恢复的，那是气虚，因为他的中气下陷，站久了以后他的冲脉气上不去，这种人躺平睡上半小时都可以减轻症状，这是太阴病气虚证。

四、形、气、神

形、气、神也称精、气、神（图3-4）。因为形依赖于精，两精相搏，细胞分化就有了形质。形、气、神受什么控制？首先神是神经系统，但是神经系统上游是边缘系统；然后是精，精控制形。比如雄激素让男性更加强壮，雄性激素促进骨骼、肌肉代谢，使男性表现出更强壮的特征。雌性激素影响脂肪代谢和皮肤代谢，所以女性就表现出女人的特征。神经系统控制内分泌系统，内分泌系统又控制免疫系统，就是中医的气。形、气、神背后的物质基础，就是边缘系统控制神经系统，神经系统控制内分泌系统，内分泌系统控制免疫系统。把这个问题弄明白了，就知道原来它的调节系统是什么，就能明白中医脏象背后的很多秘密。

五、有形、无形

中医是天人之学，天人之学涉及两个问题，有有形、无形的区别，可以先去学如何治疗有形之病，再去学如何治疗无形之病。首先把中医最基础的内容学会，才能去治那些很特殊的疾病。

比如妇女半产漏下，流产以后，就容易出现《金匮要略》讲的"干血着脐下"。"干血着脐下"这要用《金匮要略》的温经汤。除了温经汤可以治疗"干血着脐下"，另外一个处方也能治疗流产"干血着脐下"，这个处方就是《金匮要略》的下瘀血汤。温经汤治疗的是偏寒者，下瘀血汤治疗的是偏瘀者。"干血着脐下"，脐下是关元穴，关元穴关的是"元"，我们的元神，包括爽灵、幽精、胎光。关的是什么？关的是这个小孩的元神，就是流了产以后小孩不走，就留在关元穴。关元穴通血室，血室就是女性的子宫，肝藏血、藏

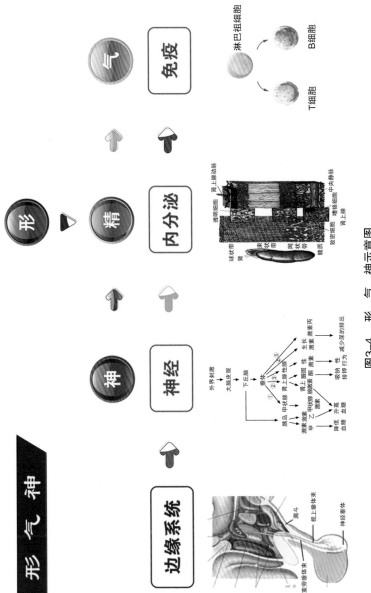

图3-4 形、气、神示意图

魂，爽灵、幽精、胎光就是讲的三魂，肝藏魂，所以热入血室如见鬼状，故热入血室用小柴胡汤。胎光不走，它着脐下日久不去，沿着肝经去会导致肝区不适，就是肝着汤证。肝着汤中有旋覆花、茜草、葱，肝着汤不仅治肝着，《金匮要略·妇人病》篇讲肝着汤也治半产漏下。干血日久以后会形成干血痨，形成大黄䗪虫丸证，大黄䗪虫丸是下瘀血汤加味，治疗形质病，此时无形变有形，已经形成肿瘤。

《金匮要略》有 4 处讲到干血，第一个是流了产以后治"干血着脐下"的温经汤；第二个是治"干血着脐下"的下瘀血汤，可治月经不来；第三个讲肝着汤，"其人常欲蹈其胸上"，后面在讲妇人的时候，又讲了它治半产漏下，说"脉弦而芤，虚寒相搏"；第四个讲治干血痨的大黄䗪虫丸。

温经汤、下瘀血汤、肝着汤、大黄䗪虫丸的发展关系复杂吗？肝着汤是脉弦而芤，芤则为虚，弦则为寒，说明这个患者是一个虚寒证的人，她流产以后才容易形成这一证。如果不会辨证，怎么知道什么时候该用温经汤？还是该用下瘀血汤或肝着汤？你不会辨证可以学叶天士的辛润通络法，叶天士的久病入络-络病学说，最常用的有 6 个药：桃仁、䗪虫——大黄䗪虫丸，桂枝、当归——温经汤，茜草、旋覆花——肝着汤，有时候可加葱，用桃仁、当归的润，用桂枝、旋覆花的辛，然后用䗪虫通络。其实就是把温经汤、下瘀血汤、肝着汤这 3 个方合在一起，如果便秘再加点儿大黄，寒象明显的加点儿葱，辨证论治水平不高的可以学叶天士合起来用，辨证论治水平够高者可以分开用。

"肝着，其人常欲蹈其胸上，先未苦时，但欲饮热饮，旋覆花汤主之"，"寸口脉弦而大，弦则为减，大则为芤。"这里的大指的是轻取即得，重按稍减，一按她的脉就空了，"减则为寒，芤则为虚，寒虚相搏，此名曰革"。革是什么？妇人半产漏下，旋覆花汤主之。流过产的最容易形成肝着，用旋覆花、葱和新绛，我们现在用茜草代新绛。再结合上面条文："先未苦时，但与饮热饮。"说明此人阳虚，叶天士直接加桂枝合温经汤，"师曰：产妇腹痛，法当以枳实芍药散。假令不愈者，此为腹中有干血着脐下，宜下瘀血汤主之。亦主经水不利"，治疗月经后期、量少、闭经和不孕，流产容易导致不孕（继发性不孕），都可用下瘀血汤。

"问曰：妇人年五十所，病下利数十日不止，暮即发热，少腹里急，腹满，手掌烦热，唇口干燥，何也？师曰：此病属带下。何以故？曾经半产，瘀血在少腹不去。何以知之？其证唇口干燥，故知之。当以温经汤主之。"这也是治疗月经量多、量少、后期或者久不孕。因此，温经汤也是一个治疗久不孕症的处方。这个条文所指疾病其实很典型，"妇人年五十所"，50 岁是卵巢癌的高发期，卵巢癌的高发期是 45～55 岁，即绝经期是卵巢癌的高发期；"病下利数十日不止"，是指卵巢癌长在直肠窝刺激直肠而导致了腹泻，这种腹泻表现为大便次数多，并不是泻水样便，相当于直肠刺激征，是卵巢癌经常出现的一个症状，可以伴随发热、少腹里急，少腹里急是由于卵巢肿瘤压迫所致，用温经汤。温经汤对一部分卵巢癌有效，可以延长卵巢癌患者的生存期，但是还需要进一步化裁。《金匮要略·妇人杂病》篇还有"妇人少腹满，如敦状"，用大黄、甘遂、阿胶——大黄甘遂汤，治疗卵巢癌伴腹水。

"五劳虚极，羸瘦腹满，不能饮食，食伤、忧伤、饮伤、房室伤、饥伤、劳伤、经络荣卫气伤，内有干血，肌肤甲错，两目黯黑，缓中补虚，大黄䗪虫丸主之。"大黄䗪虫丸有大黄、䗪虫、桃仁，就是下瘀血汤，考虑到肿瘤已经形成，下瘀血汤合抵挡汤，再加黄芩、芍药、甘草。为什么要加黄芩、芍药、甘草？因为肿瘤已经形成，肿瘤本身也有阳气，细胞分裂增长依赖于阳气，用黄芩、芍药、甘草来杀它的阳气，杀它的生生之气，抑制肿瘤的生长，这个处方就变成了大黄䗪虫丸，就把治疗无形的处方变成一个治疗有形的处方。

大黄是治魄门的，桃仁是个辟邪的药，䗪虫又叫土鳖虫，俗称土元，可治疗有形的肿瘤。掌握天人之学，学医可深、可浅，但是，至少要对人有一个基本认识，才能看得懂图3-5。

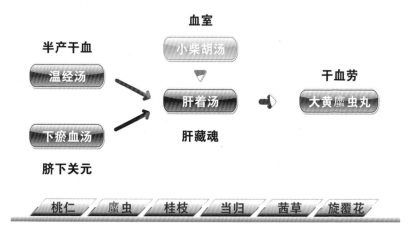

图3-5　天人之学示意图

串讲以上几个方子，对流产导致的这些疾病应该有一个脉络。温经汤治久不受胎，至期不至，闭经、月经后期、不孕，都是由于半产干血所致；月经后期、量少、痛经、不流畅导致肝区不适，就用肝着汤；形成肿瘤，如卵巢癌压迫肠道可以导致便秘，用大黄䗪虫丸。这就是流产这个疾病发生、发展的过程。

注释

①叶酸：属水溶性B族维生素，广泛存在于动植物食品中。动物细胞自身不能合成叶酸，故人体所需叶酸只能从食物中获得。

第四章　生理模型

第一节　阴阳

生命是有模型的，人是一个完整的有机体，如果没有模型，我们看到的人永远只是片段。生命的模型都包括什么呢？

一、生命的基本模型

第一个模型是阴阳。阴阳的问题很复杂，太湖学院有一门课叫"内经发挥·阴阳"，用几十个学时来讲阴阳。在《黄帝内经》中一共有 7 篇文章以阴阳命名（图 4-1），分别是"阴阳应象大论""阴阳离合论""阴阳系日月""阴阳清浊""太阴阳明论""阴阳别论""阴阳类论"，能详细讲解阴阳问题。

"阴阳应象大论"…………象
"阴阳离合论"……………理（三阴三阳）
"阴阳系日月"……………数
"阴阳清浊"………………气
"太阴阳明论"……………气
"阴阳别论"………………脉（伤寒论脉证）
"阴阳类论"………………证

图 4-1　《黄帝内经》阴阳 7 篇

《黄帝内经》中的阴阳七篇对中医的临床具有指导意义，如果不学理论，直接上临床，看一些普通病还可以，比如：伤风感冒、咳嗽、胃炎、肠炎这些病，但是如果用来治疗一些重大疑难疾病还是有困难的。

第二个模型是三焦。阴阳定病性，三焦定病位，病位也就是病势，偏于上就是上焦，偏于下就是下焦。偏于下要用沉降或者升提的药，偏于上也要用升提或者沉降的药来调节气机升降的功能。

第三个模型是四象。这是古中医的模型，古中医就是东汉张仲景之前的中医，四象的模型就是青龙、白虎、朱雀、玄武、理中、建中。到了清代，叶天士又提出了一个新的四分法叫卫、气、营、血。

第四个模型是五行六经。当然中医还有七杀的模型，"阴数七"，见到七是很麻烦的一件事情；此外，还有九宫的模型，在《黄帝内经》中有九宫八风；还有十，十就是圆满。从一到十，再到零，零是道，什么都还没有，这就是从数上去认识中医的模型。所有这些模型之中，能够完整地诠释人体的生理、病理功能的有两个模型：五行和六经模型。这也是整个中医模型的核心，是用来解释人体生理、病理最核心的内容。

阴阳化生五行，五行运化六气。人有了阴阳，才能化生五行"木、火、土、金、水"和六气"风、寒、火、热、燥、湿"，"木、火、土、金、水"是形质，"风、寒、火、热、燥、湿"是气化。"两精相搏谓之神"，DNA 合二为一之后生命开始启动，阴阳交媾之后就有了"神"，这里的"神"是指先天的元神，不是指后天的"神"，后天的"神"是在大脑发育之后才有，中枢神经系统才是后天的"神"，DNA 是先天的元神。两精相搏，DNA 启动转录，这是"神"的问题，到了五行就是"形"的问题，其次是"气"的问题，这就是"形气神"。这就构建形成了中医的基本数学模型。

中医源自于中国文化共同的根源——易学。易学又分为连山易、归藏易和周易，易经构建了很多的数学模型：第一个，混沌。在星系形成以前，处于混沌状态的时候，已经有了原子，有了气。第二个，阴阳。混沌之后产生阴阳，这是二分法；第三个，三才。阴阳气交形成三焦。第四个，四象。老阴、老阳、少阴、少阳，也就是青龙、白虎、朱雀、玄武。第五个，五行。六经、八卦和九宫，以及六十四卦，大衍之数。

中医截取的主要是五行和六经，因为有了五行就有了形质，有了六经就有了气化。八卦以后都是算命的，可以推人的天命、天数、命运。

人体的生理模型有：阴阳模型，代表人体的功能；五行模型，代表人体的结构；六经模型，代表人患的疾病。因此，辨证论治常用的一个模型是六经模型，它与疾病关系最为密切。

二、阴阳

阴阳是中医最基本的概念，离开这个概念，很多问题都难以理解，首先看这太极图（图4-2）。

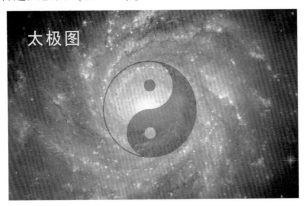

图4-2　太极图

太极图有 3 种，这是其中的一种，太极图始自宋代的陈抟[①]。其实，按照陈抟的说法，太极图早在夏、商、周就有了，包括易图在内后来都失传了，现在的易图是从陈抟那里才重见于天下。陈抟的师傅是麻衣道长，著有《麻衣相法》，后传给了火龙真人，再后传给了武当山的一位道士张三丰。我们了解一点中国文化的大概源流，对学习中医是有好处的。

阴阳，可以从两方面去认识：

第一，从结构和功能上认识阴阳。《素问·阴阳应象大论》说"阳化气，阴成形"，人体的气化（功能活动）依赖于阳，所以叫阳气；人体的形质依赖于阴，有形的东西都属于阴，人的躯壳、形质依赖于阴，人的功能活动依赖于阳。从结构上来讲，人的前后、腹背、左右有阴阳的划分；从功能上来讲，阳燥阴静，处于兴奋状态是阳，处于抑制状态是阴。从整体上来讲，功能属于阳，结构属于阴。从功能的角度上讲，功能的兴奋属于阳，功能的抑制属于阴；从结构的角度讲，前后也分阴阳。

从功能状态上讲，我们可以利用耗散结构理论[②]来解释阴和阳，"阴成形"是物质能量信息的自组织过程，由于物质能量信息的自组织才构成了人的躯体；而"阳化气"是物质能量的耗散过程，人的功能活动需要消耗躯体的物质和能量。比如说阴虚的人火旺，即他的阳相对亢盛，他的物质能量的耗散大于自组织，这也是阴虚的人往往消瘦的原因。本来人在晚上应该是"阴成形"，机体以合成代谢为主，所以小孩子都在晚上生长，常常出现腿抽筋。晚上本应该是机体进行合成代谢，是物质能量信息进行自组织的时候，如果此刻机体的皮质激素仍处于高水平，就会导致潮热、五心烦热、出冷汗，出现物质和能量的耗散大于合成，他的形体就会消瘦。

"阴平阳秘"的本质是机体耗散和自组织的有序状态。人作为一个耗散结构，一方面有自组织的过程，可以从一个细胞变成一个人；

另一方面又要消耗物质能量和信息，所以，人每天都会吃饭，如果不吃饭就会饿死。"阴平阳秘"是耗散与自组织有序稳定地进行，但这种有序、稳定不完全平衡，因为阴阳是不可能绝对平衡的，"阴平阳秘"不代表阴阳平衡，所以这个耗散结构的过程也是不平衡的。在小孩的生长期，自组织大于消耗，从壮年开始，消耗大于自组织，随即人体逐渐衰老，乃至于最后死亡。生、长、壮、老、已是人的基本生理规律，谁也逃不脱。为什么"阴平阳秘"不叫阴阳平衡？因为如果平衡了，人处于 40 岁，永远都处于 40 岁，活上 500 年，那是不可能的事情。所以，要么合成大于分解，要么分解大于合成，从小长到大，然后再衰老死亡，这是必然规律。

结构与功能是有机统一的。"阴"代表物质基础，"阳"代表功能活动，两者是统一的。没有功能的结构就会"气散"，也就是《黄帝内经》讲的"气散则分之"，所以说人死了以后尸体一定是会腐烂的；如果没有结构却有功能，除非白日撞见鬼。

功能表现为两种基本生理状态，即西医讲的兴奋与抑制，就是在功能上看待中医的"阳"和"阴"。兴奋与抑制是怎么构成的？兴奋与抑制是基因转录、蛋白质合成、信号传导最后发生的。在蛋白质和核酸层面上的两种对立的基本状态，导致了细胞、器官的功能出现兴奋与抑制的两种状态，进而导致人体在整体上表现出兴奋和抑制的两种基本生理状态，即"阴"和"阳"。从 DNA 到 RNA，RNA 再到蛋白质，蛋白质水平的高低决定了细胞功能水平的兴奋和抑制，最后再反映到器官系统上，表现为人的功能水平的兴奋和抑制，最终表现出"阴"和"阳"。

再举个例子：阳气重的人交感神经系统兴奋，瞳孔大，满脸通红，走路时雄赳赳的；阴气重的人，副交感神经系统兴奋，总是畏畏缩缩的。阳气重者脉搏有力，肾上腺素分泌增加，因为合成肾上腺素的酶表达上调，这种酶表达上调是由于 DNA 转录到 RNA 的增加，导致蛋白质表达上调，进而导致肾上腺素分泌增加，出现中医讲的阳气旺。实际上，这就是从 DNA 到 RNA，到蛋白质，到细胞，到器官，一直到人的整体都表现出兴奋与抑制的两种功能状态，即中医的"阳"和"阴"。

阴阳具有无限可分性，阴阳之中还有阴阳。《素问·太阴阳明论》就讲述如何在阴阳之中划分阴阳，然后指导中医临床的治疗。举个例子：白虎汤治疗大热、大渴、大汗、脉洪大，西医称为全身炎症反应综合征。炎症的局部反应是红、肿、热、痛，而炎症的全身反应就是西医讲的白细胞升高，脉搏增快，呼吸增加，血液高动力循环。全身炎症反应综合征要用白虎汤清热，但是，如果气虚的人出现了全身炎症反应综合征该怎么办呢？要用白虎加人参汤，所以说中医要想取得良好的效果，就要灵活应用处方。如果患者平素是气虚的，在平时需要用六君子汤，当他出现大热、大渴、大汗、脉洪大的时候，一定要开白虎加参汤而不是单纯的白虎汤，至于是开人参、党参、西洋参还是太子参，可以从权，如果想要稳妥，可以开 30~60g 太子参。如果患者表现出大热、大渴、脉洪大，舌苔白而不黄，脉搏又没有力气，可以用 3g 生晒参，没有人参也可用党参，可以根据患者的轻重用药。

白虎加参汤是阳明病合并太阴病，如果是太阴病合并阳明病呢？我们用桂枝加大黄汤。明明是个脾虚的人怎么会合并便秘呢？因为脾虚导致肠道蠕动变慢，水分在肠道被过多地吸收而出现便秘。如果患者因脾虚肠道蠕动慢，在刚开始便秘就来找你治疗，可以用桂枝加芍药汤，重用芍药就能通大便；如果已经好几天不大便才来找你治，用桂枝加芍药汤就不行了，要先用桂枝加大黄汤通大便，然后再用桂枝加芍药汤，处方可以非常灵活。

第二，阴阳的物质基础。阴阳的物质基础是什么？在基因、蛋白质、信号分子和第二信使上，都能够找到阴阳的物质基础。从中医的角度看待阴阳，它的物质基础是很简单的。阴阳的物质基础体现在基因、蛋白和神经内分泌的水平上；生理功能就出现结构和功能的改变，以及兴奋和抑制的表现；生理机制是蛋白质的活化与失活，都表现出"阴"与"阳"。

举例说明"阳化气，阴成形"。例如用附子配土贝母治肿瘤，中医认为肿瘤与痰、瘀有关系，故用土贝母、天南星、半夏等化痰，但是单纯化痰的效果并不好，因为中医认为"痰为阴邪，非温不化"，所以在用 30g 天南星化痰的同时，加上 3~6g 附子化痰的效果就会显著增强。我们曾经做过研究，附子可以促进肿瘤的生长和转移，因为阳躁而阴静，在温阳之后细胞的分裂增殖加快，迁移能力加强。就如伤口久不愈合的时候，可以用附子促进细胞的分裂生长和迁移，同理附子能够促进肿瘤的生长。但是，当附子和半夏、天南星、贝母、瓜蒌相配伍，则附子就能增强半夏、天南星、贝母、瓜蒌的化痰疗效，而不表现为附子促进肿瘤生长的作用。

海上学派认为附子不能用来治肿瘤，会越治越糟，而火神派则认为治疗肿瘤要用附子，其实他们说得都有道理，因为"病痰饮者，当以温药和之"，火神派治阳虚性的肿瘤使用复方三生饮，就是用生半夏、生南星去配附子，而不是单纯地使用附子。对于一个阳虚性的癌症患者，参附汤是有效的，患者的体质症状能够得到改善，但是，它也很可能会使肿瘤长得更快，因为单纯地补阳、补气会促进细胞的分裂增殖。对于阳虚性的癌症患者，如果我们开三生饮，用半夏、天南星配附子，或者瓜蒌、土贝母配附子等，既能够改善病人阳虚和全身体质不好的状况，又能够抑制肿瘤的生长。其实，用药有很多技巧，根源就是"阳化气，阴成形"和"阴静阳躁"等理论。比如《金匮要略》说"病痰饮者，当以温药和之"，我们在治疗肿瘤时使用附子的剂量要远远小于化痰药的剂量。

再举个例子：传统医学讲阳气，现代医学讲肿瘤，阳气与肿瘤是什么关系？如何做这方面的研究？细胞的生长与分化是偶联[③]的，人体的生长取决于细胞数量的增加，而细胞数量的增加取决于细胞分裂与细胞凋亡之间的平衡，如果细胞分裂的多，凋亡的少，总的细胞数量就会增加，而细胞数量的增加与细胞功能的成熟之间成反比，当细胞数量增加，功能成熟以后，多数细胞就不再具备分裂增殖的能力。细胞的功能成熟称之为细胞分化，细胞分化指组织特异性基因的表达。什么叫作组织特异性基因？就是细胞里面很多基因都是共同表达的，细胞生长都需要这些基因，这些基因叫作管家基因，细胞要活，就需要这些基因表达。除了管家基因之外，还有胚系基因，比如胚胎抗原[④]、甲种胎儿球蛋白[⑤]就是胚系基因[⑥]，细胞要分裂增殖，幼稚细胞中这些基因都会表达的。还有一种基因叫作组织特异性基因，只有成熟的细胞才能表达，比如说肝细胞，肝细胞的胚系基因是甲胎球蛋白基因，幼稚的肝细胞才会表达。肝细胞的组织特异性基因是白蛋白基因，机体的白蛋白只有肝细胞才能合成，人体所有的白蛋白都是肝细胞合成的。当细胞分化成熟以后，组织特异性基因开始表达，比如肝细胞白蛋白基因的表达，但此时它的胚系基因就关闭，比如甲胎球蛋白基因的不表达。如果肝细胞表达甲胎球蛋白基因，同时白蛋白基因又低表达，就说明细胞去分化，这是肝细胞癌，所以甲胎球蛋白是诊断肝癌的标志物。

一个基本的生长现象就是细胞的生长与分化是偶联的，细胞在分裂增殖以后，形成细胞的界面就是分化、凋亡和进入细胞的增殖周期，继续分裂、分化、凋亡，简单来说，细胞的分裂、分化、凋亡3个界面是偶联的。中医将机体组织器官正常的功能活动归纳为气化。《素问·阴阳应象大论》曰"阳化气，阴成形"，阳虚阴盛则细胞分化低下而生长旺盛，变生癌肿。阳虚性的肿瘤的根本原因是阳虚，阳虚就导致细胞分化低下，细胞分化低下就阴盛，生长旺盛产生肿瘤。

我们用附子做早幼粒细胞白血病研究，发现它能够诱导早幼粒细胞白血病细胞分化为成熟的白细胞[1]。为什么要专门研究早幼粒细胞白血病呢？

阳明病有个基本的特征是苔黄。在大便秘结以后，肠道内蛋白质的腐败产物硫化氢气体会沿着肠道到达舌的根部，能把舌苔染成黄色，形成阳明腑实证的黄苔（图4-3A），这种黄苔是由舌根向舌尖部延伸，患者有这种黄苔一定有便秘症状。而阳明经证的黄苔是什么样子呢？阳明经证的舌苔也发黄，甚至在舌头边缘没有苔的地方还可以见到，这种黄苔是血液中的白细胞吞噬了细菌变成的黄色，也就是死亡的脓细胞。白细胞吞噬了细菌之后经过氧化的应激反应变成了黄色，由于舌下是毛细血管网，白细胞从舌下的毛细血管网里边跑出来，到了舌面就把舌苔变成了黄色，这种吞噬了细菌以后表现为阳明在经的黄苔（图4-3B）并不是从舌根开始的，而是在舌面均匀分布的黄色，在舌的两边也可以看到，这种黄苔就是白虎汤证，表明他有热，白细胞水平高。如果患者表现出白虎汤证的大热、大渴、大汗、脉洪大，但是他的舌苔又不黄（图4-3C），说明他的白细胞吞噬细菌的功能有障碍，不能够有效吞噬杀灭细菌，这就该用白虎加参汤。因此，使用温阳益气的药物可以提高白细胞的功能，这也就是我们用附子治疗早幼粒细胞白血病进行研究的原因。

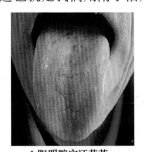 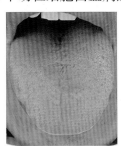 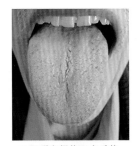

A.阳明腑实证黄苔　　　B.阳明经证黄苔　　　C.阳明在经伴阳虚舌苔

图4-3　阳明病舌苔

根据中医的阳与气理论，如果是一个阳虚的患者，在治疗上不是加人参就是加附子，比如说《金匮要略》有个方叫越婢加术汤，条文"先有寒加附子"，先有寒就是阳虚，所以用石膏去配附子。举个例子：早年我的老师治疗一例白血病患者，患者住在华西医院，发烧，体温很高，抗生素都用了烧就是退不下来，用的就是大剂量石膏配附子。患者之所以大热、大渴、大汗、脉洪大、体温高，那是因为他有感染、有炎症，是西医的全身炎症反应综合征，即中医的白虎汤证，但是患者舌质淡，苔白而不变黄，说明他的免疫系统功能有障碍，他的白细胞不能吞噬细菌使苔变成黄色。患者偏阳虚，所以用大剂量的石膏配附子治疗，一剂下去体温就降下来了。

舌苔就是一层黏膜组织，黏膜下面是丰富的毛细血管网，舌苔的颜色就是那层黏膜罩着毛细血管网的颜色，这是舌头的生理机制，只要把这个问题想清楚，舌象提示什么才能心中有数。比如，患者处于高凝状态，他的舌头就会发青、发紫，中医治疗就要活血化瘀；如果舌苔覆盖了整个舌乳头，舌苔比较厚，由于舌苔下面的缝隙之间是味蕾的开口，舌苔把空隙都遮住了，这个人吃东西就没有味道，因为他的味蕾接触不到食物，体会不到食物的味道；如果舌上边的黏膜脱落了，他吃东西会很难受，热的感觉会很烫，吃辣的也难受，舌头疼。所以把症状背后的机制弄清楚，治疗就是非常简单的。

再举个例子：《神农本草经》说麻黄能破癥坚积聚，《外科症治全生集》说"患之不痛而平塌者，毒痰凝结也。治之之法，非麻黄不能开其腠理……腠理一开，寒凝一解，气血乃行，行则凝结之毒随消矣"。《外科症治全生集》里讲的是乳腺癌的治疗，治疗乳腺癌太少两感证用阳和汤。麻黄的主要成分是麻黄碱，含麻黄碱为80%～85%，还含有伪麻黄碱和次麻黄碱，能够发挥拟肾上腺素的作用，类似肾上腺素的神经递质；另外一个药叫天仙子，又叫莨菪，人吃了莨菪走路不稳，摇摇晃晃的，《本草纲目》《本草拾遗》和《太平圣惠方》说它能治疗疥癣、治肿瘤，它的主要成分是莨菪碱，天仙子大家不熟悉，另外一个药曼陀罗可有名了，跟天仙子一样，它的有效成分也是莨菪碱。为什么叫天仙子？因为吃多了人摇摇晃晃走路不稳，《神农本草经》说见天仙，看到神仙那叫幻觉，所以天仙子和曼陀罗都可以致幻，是致幻剂，服者走路摇摇晃晃的，好像吸毒一样，我们在"幻术"这堂课中讲过这两个药，中国古代就用它们制造幻术，宗教用它来控制人的精神，诱导产生幻觉。在研究[2]中我们发现麻黄碱能够兴奋交感神经，山莨菪碱能够阻断副交感神经，然后导致细胞内 cAMP 量的增加，从而抑制乳腺癌细胞的生长。阳和汤之所以能治疗乳腺癌，是因为阳和汤里面的麻黄能够兴奋交感神经，提高乳腺癌细胞内的 cAMP 水平，进而抑制乳腺癌细胞的生长，这就是中医讲的阳。实际上中医讲的阴阳与西医讲的交感、副交感神经是有关系的。比如体质偏阳虚的人，他的副交感神经兴奋，皮肤的划痕处是白色的，很长时间才会变红；如果皮肤划痕开始就是一道红色的线，那么说明这个人交感神经兴奋，那是有热的。中医认为，白为阴，红为阳，中医讲象，从象判断阴阳，颜色是白的属于阴，颜色是红的属于阳。阳虚人的划痕起初是白的，一会儿才变成为红色，这就是偏阳虚；如果划出来就是一条红色的线，这个人体质偏热。因此，交感、副交感神经和中医的阴阳是有关系的。中医的实热证、实寒证、阴虚证和阳虚证这 4 个证，主要与交感神经和靶腺轴的功能有关，交感、副交感神经的兴奋表现为寒实证和热实证；下丘-垂体-肾上腺皮质包括性腺的水平和节律，表现为阴虚证和阳虚证。

三、根据阴阳理论探讨几种疾病的治法

（一）乳腺肿瘤

阴阳的问题很复杂，图 4-4 是腋下的一个转移灶而不是乳腺。

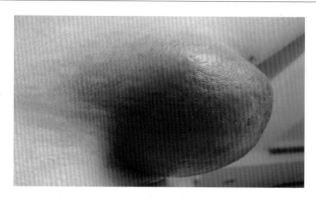

图4-4　腋下淋巴结肿大

乳腺癌是阳虚性肿瘤，治疗时应该用阳和汤，可是在乳腺癌周围是红色，有炎症反应，也就是有热。王洪绪治疗乳腺癌用阳和汤、小金丹合犀黄丸，阳和汤、小金丹都是温阳的药，小金丹里有乌头，合上犀黄丸用牛黄。乳腺癌表现为手脚冰凉，属阳虚用阳和汤，但是肿瘤周围有乳腺癌相关的炎症反应，属局部有热，用犀黄丸，全身有寒、局部有热是肿瘤常见的一个表现。因此，我们在治疗肿瘤的时候经常是寒温并用，王洪绪就是用阳和汤合犀黄丸治疗乳腺癌。如果按照传统中医的理论，不是寒就是热，治疗效果不好。因为细胞要分裂生长，它需要阳气，需要能量，过去诊断乳腺癌就是摸皮温或者用红外线，如果发现局部红外线富集，血流增加，皮温增加，就要考虑乳腺癌，说明患者局部是有热的，但是患者全身是寒的。肿瘤之所以难治，是因为温阳会促进局部肿瘤的生长，清热又会使患者全身状况更差，患者本身阳气虚，如果再一清，就会更加阳虚，全身乏力，温清两难。肿瘤也是个生命，比如畸胎瘤，有牙齿、头发、嘴巴，它有没有阴阳？有没有五行？畸胎瘤有手、有脚、有头发、有牙齿，怎么没有它的五行呢？牙齿属肾，肉属脾，皮属肺，所以它有它的五行，也有它的阴阳。人也有人的五行，人的阴阳。要想把这两个区分开挺难的。如果说开点药改善患者的症状，比如患者全身乏力、营养不好、不吃东西是简单的，生存期延长一点儿都不是多大的问题，但是你要想彻底治愈肿瘤，还是需要下点儿功夫的。

这是"吴述温病研究·伏邪"课程里面讲的一幅图（图4-5），通过这幅图可以去理解阴阳的复杂性。图中锅下面是火，火我们用附子，锅里面烹的是米和水，米我们用淫羊藿、桑寄生，水是用生地、玄参，演化出来就是气，补气我们用黄芪、太子参。我们治疗疑难疾病的思路，常常开附子、地黄、玄参、淫羊藿、桑寄生、黄芪，党参也可以用太子参，还有白花蛇舌草、半枝莲。那么，这个处方是寒还是温呢？大家去把这口锅想明白，中医治疗很多复杂疑难疾病的道理就想明白了。"阴中求阳，阳中求阴"，大家从这里去琢磨。

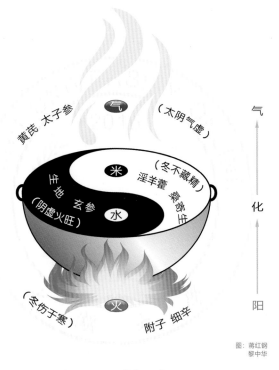

图：蒋红钢
黎中华

图4-5　阳化气示意图

"阴中求阳",举个例子,在笔者年轻的时候也是个很急躁的人,学习火神派,附子一开就是 300g、500g,也很有效,但是疾病常常治不好。30 岁以后,笔者就不这么看病了,现在附子都是开 6g、15g、30g,很少会超过 30g,但是温阳效果也非常好,为什么呢?用附子去配地黄,用 15g 附子配 30g 地黄,只要不是什么急症,不需要单刀直入,如果是急症需要单刀直入的时候,可以不配地黄;如果是慢性病需要长期调节,温阳就用附子去配地黄,15g 附子配上 30g 地黄,它温阳的效果非常好,因为运柔可以成刚,阴中可以求阳。运柔可以成刚就是《金匮要略》肾气丸的办法,要急温之的时候,就用四逆汤。如果患者阳虚很明显,上吐下泻,急温之要开四逆汤,病情缓解后改吃金匮肾气丸,缓则补之,各有各的长处。如果用了四逆汤,几剂之后附子不断加量,你会发现很多扶阳的人,给人扶了 3 年阳,患者吃了 3 年的附子,手脚还是冰凉,其实他没弄懂这个道理。

(二)便秘

《黄帝内经》给我们讲理论是有原因的,《素问·阴阳应象大论》说"左右者,阴阳之道路也"。我们看腹部(图 4-6),右边是升结肠,上边是横结肠,左边是降结肠,下边是乙状结肠,再下是魄门,排出大便。人体的整个消化系统自从直立行走以后,人和动物相比消化系统功能退化了,因为受地心引力的重力作用,食物在重力作用下由上往下运行,但是消化道只有一段肠道,食物在升结肠需要逆着往上走,所以在腹部叩诊的时候,但凡叩诊出大便停留在升结肠的人,一定有阳虚,这是不需要去辨证的,《金匮要略》讲的"胁下偏痛",就是说大便停留在升结肠,他就有阳虚,就用大黄附子汤。如果患者不发烧,把细辛换成人参,增强附子温阳补气的作用,推动大便由下往上行;如果通过叩诊,大便停留在横结肠,就用附子泻心汤,《伤寒论》原文说的是"心下痞","心下痞"的人怎么会用附子泻心汤去下大便呢？心下怎么可能有大便呢？胃中怎么可能有大便呢？实际是横结肠正好压着胃的下部幽门的部位，然后通过腹部，位置就在心下，胃和十二指肠的交汇的部位，所以摸着心下痞，他不是痞证，而是在横结肠，如果在横结肠停留有大便的话，它是寒热错杂的，所以用附子泻心汤；如果大便停留在降结肠，说明大便已经成型了，要用小承气汤；如果大便停留在乙状结肠，就用大承气汤，因为水分最后吸收是在乙状结肠，只有在乙状结肠大便才可能形成燥屎。这就是阴阳（图4-6），左边是阳，右边是阴，就是因为升结肠是整个消化道中唯一一段由下向上运行的肠道，它依赖于阳气的推动，推动大便由下往上走，所以要用大黄附子汤。

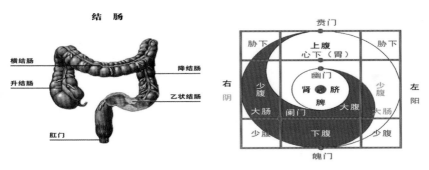

图4-6　肠道结构及腹诊九区法示意图

（三）肾小盏结石

肾的下盏有结石怎么治？它一样也是由下往上行，所以也依赖于阳气。如果是长在肾的下盏里的结石，可以直接开出真武汤。如果结石有粘连，该活血还得活血，不能太教条。其实，最好的处方不是真武汤，而是《伤寒杂病论》中的附子汤，就是去生姜加人参的附子汤。因为"阳不离气"，用附子配人参去推动他的阳气，使结石由下盏往上走，然后经过肾盂排出来。比如大黄附子汤与真武汤，都是阳虚，用附子配大黄通大便，配茯苓通小便，有发烧的加细辛。

但是，用真武汤是要扩张输尿管石头才能下来，所以用芍药。其实，单纯要补，要让附子的作用更强，应该去生姜加人参，这就是附子汤。当用真武汤去治疗肾盂的结石时，如果结石活动就会导致输尿管损伤形成炎症，应在真武汤的基础上加清热的药，不能因为有炎症而放弃真武汤，炎症是标，还是真武汤证，不外乎结石活动撞击输尿管导致了局部的炎症，加上清热的药就可以了，这就是我们讲的直取其病的思想。

第二节　五行

中医认识人体的第二个模型就是五行学说，金、木、水、火、土相生相克。然而西医有8大系统，为什么中医只有心肝脾肺肾5个系统？中医把这8大系统是归到心肝脾肺肾5个系统里。

中医的这5个系统和西医的8大系统之间的关系：循环系统和部分神经系统的功能归到了中医的心脏；生殖系统、泌尿系统和部分内分泌系统的功能归到了中医的肾脏；呼吸系统归到中医的肺脏；运动、消化系统归到中医的脾脏；部分神经-内分泌-免疫的功能归到中医的肝脏。

一、耗散系统理论与五行

在中医的各个模型中我们接触最多的是五行，而中医在解释人体的时候为什么要采用5这个数字，也就是说要构建5个基本要素来解释人体呢？

耗散系统想要长期维持并实现其耗散和自组织功能，必须具备5个基本要素，这5个要素缺一不可：

　　第一，开放性。因为系统要消耗物质和能量，所以系统必须要开放，比如人要吃东西维持生命，就要获取所消耗的物质和能量。

　　第二，远离平衡。所有的耗散系统是不可能绝对平衡的，否则这个系统就会崩溃。比如生、长、壮、老、已的过程，在这个过程中要么是合成大于分解，要么是分解大于合成，从人的生命周期和人的一日来讲，就是沿着冲脉上下，心肾交泰，不断地在起伏。

　　第三，非线性。如果这个系统始终保持线性运行的话，则系统终将崩溃。什么是非线性？比如股市的起起伏伏，涨涨跌跌，其实它的运行就是非线性的，如果股市由 500 点直线上涨到 500 万点，这是不可能的，它一定会崩溃的，只有非线性才是事物的基本运行规律。

　　第四，排除外界干扰。因为这个系统会受到来自于外界的各种干扰，所以它要排除外界干扰。

　　第五，清除废物。耗散结构在消耗的过程中会产生废物，有废物就必须清除出去。这 5 个要素，缺一不可，否则系统不能够长期维持。

　　人体系统的开放性问题由脾（土）解决，用来摄取、消化、吸收营养物质。远离平衡，主要是通过机体的合成和分解代谢来实现人的生、长、壮、老、已，远离平衡。如果按照牛顿的学说，系统本身是趋向平衡的，比如把一滴墨水滴到一盆水里面，最终一定是整盆水都被染成黑色的，这是由热力学第二定律所决定的。那么，要远离平衡就需要干预。比如说合成，中医认为木对应肝，主管人体的合成代谢，因为肝脏是人体最大的合成器官，人的代谢中枢就在肝脏，糖类、脂肪、白蛋白的合成全部在肝脏，所以，合成多了人就会得脂肪肝，肝脏是物质与能量转化的中枢器官，也就是少阳春生之气促进万物生长与人体的合成功能。清除废物通过机体的分解功能，即排除代谢废物的功能主要靠肾脏（水），水和代谢产物如尿素、肌酐就是通过肾脏排泄出去的，消化道排出去的不是代谢产物，而是消化吸收没有完全消化掉的食物的残渣和废物。非线性是由心（火）来决定的。冲脉升降，君火是维持日常生命活动所需的。虽然说是命火生相火，相火生君火，但是直接维持生命活动体现在君火。心阳（君火）根于肾阳，肾阳主要管晚上，比如男女交媾，肾阳还管化生，水生木，木生火，支持人体的心阳，心阳出于瞳孔，周行全身，就是人体的卫气，我们日常活动消耗的是心阳，这个心阳是非线性的，白天心火出来，晚上心火下降。消除外界的干扰主要是肺（金），比如说外感六淫，就是靠肺来消除外界对机体的干扰。

因此，人体作为一个耗散结构系统需要具备 5 个基本要素：第一，开放性，摄取物质、能量，是由土——脾、胃来解决；第二，远离平衡，合成代谢由木——肝来合成代谢，第三，清除废物，由水——肾来达到分解代谢，排出废物；第四、非线性，由火——心沿着冲脉每天上上下下，早上出来，晚上下降，实现非线性；第五，排除干扰，由金——肺作为机体的防御系统、体表和呼吸系统包着我们的全身。人体作为一个耗散结构，这 5 个要素缺一不可，这个理论已经过物理学的证实。中医构建出的金、木、水、火、土五行理论不仅能够解释人，也能够解释宇宙，因为不只人体是耗散结构，自然界很多的系统都是耗散结构。

系统为什么要远离平衡？中医是不讲阴阳平衡的，而是讲"阴平阳秘"。因为一旦阴阳平衡，生命也就将终止，人体的合成代谢与分解代谢永远是不平衡的，要么是在青幼年时期合成得多，要么是在中老年以后分解得多，体现在人生、长、壮、老、已的过程。阴阳是平衡的人，要么是死人，要么是《素问·上古天真论》讲的真人，真人才会不生不化，不死不灭，这种真正阴阳平衡的真人究竟长什么样？我们谁也没有见过。

关于宇宙中很多系统也可以用金、木、水、火、土来解释，因为金、木、水、火、土本身并不是单纯指五脏的，在春秋的时候有了五行学说，一直到汉代的《白虎通义》，写下了"五行大义"，整个五行学说发生、发展的过程并不是特指中医的内容。所以，它在其他的耗散系统也适用，只不过中医把它拿过来用在人的身上，其实你去研究其他的系统也是这个规律。

二、五行休旺

五行休旺学说讲五行之间的休、相、旺、囚、死，这个理论对中医有很好的指导作用，学好五行休旺理论，再去看病就非常的简单。

《素问·六微旨大论》"岐伯曰：亢则害，承乃制，制则生化，外列盛衰，害则败乱，生化大病"。这里讲的是五行的乘侮。什么是相乘？克者太过叫相乘，乘虚而入，你克它，他虚了你就可以去乘他，乘虚而入；什么是相侮？相侮就是反克，本来是我克你，现在你强大了反而来克我，这就是相侮。中医讲的就是生克、制化、乘侮（图4-7），一旦清楚五行之间的关系，对学习中医很有用处。

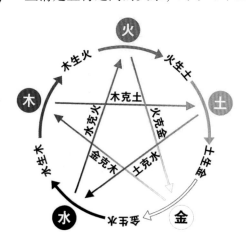

图4-7 五行生克制化示意图

（一）五行休旺

五行休旺有个口诀：当令者旺，我生者相，生我者休，克我者囚，我克者死。医生在治病时可以根据这个原则去调配处方。

什么叫当令者旺？比如说春天木当令，也就是木旺；什么叫我生者相？春木当令，木生火，火就是相。什么叫生我者休？这就好比当一个人很旺的时候，生他的人已经要休了，比如人生最精华的时光是在40~50岁，这时精力旺盛，经验丰富，而这个时候他的父母都已经老了，该退休了，这就是生我者休。什么叫克我者囚？囚者困也，如金克木，木很旺的时候金就被困了。什么叫我克者死？因当令者旺，他本来就克你，现在他又处在旺头上，你该怎么办？三十六计走为上，赶快跑吧！这就是中医讲的五行旺相休囚死。

这个理论怎么用？举例说明。

中医治疗外感病一般用六经气化，治疗内伤杂病基本上用五行立极。比如：黑逍遥散可以治疗慢性肝炎。慢性肝炎的患者肝旺，方中用柴胡、芍药泄肝；肝木旺，木旺生火，火就是相，用丹皮、栀子来泻火，因为患者有肝炎病毒活动；生我者休，水生木，子旺母休，肾水不够，就用地黄去补肾，而慢性肝炎到后期肝硬化都会出现生殖器萎缩、阳痿，若是男性还会有乳房发育，因为雌激素灭活障碍所致，所以说生我者休；克我者囚，金克木，木旺金囚，要用薄荷宣肺，薄荷除了能够疏肝，还可以宣肺解表，能够退烧，因为克我者囚，木旺之后，木火容易刑金，所以金（肺）很难受，我们不仅可以用薄荷，还可以用桑白皮、浙贝母等。青皮、陈皮、芍药、丹皮、栀子、浙贝母不就是化肝煎的配伍吗？因此，清金可以制木；我克者死，中医讲"见肝之病，知肝传脾，当先实脾"，实脾用白术、茯苓、甘草，这就叫作我克者死，这种体质的人到长夏的时候，常常由于湿热困于脾胃而感觉难受。

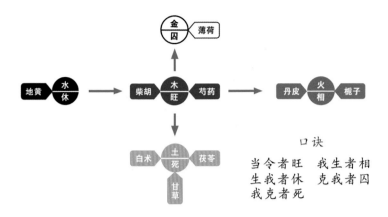

图4-8　五行以木立极示意图

（二）五行立极

五行金、木、水、火、土如环无端，在脏腑辨证的时候，经常会发现患者的心、肝、脾、肺、肾都有症状，不知道该治哪一脏，所以要抓住关键的一脏，这一脏就叫立极。比如以木来立极，然后其他的四脏按照生克关系排在四周，这样你就可以开出处方来（图4-8）。除了以木立极，其他五行也可以立极，比如，治疗胃癌时常常是以土来立极，把金、木、水、火排在四周，也是这个关系，只是位置换了，把五行排上去后处方很快就出来了。

如果患者木火刑金，可以看到他的印堂发红，处方加桑白皮、浙贝母、杏仁或者加桑叶、菊花都可以；如果水不足，除了地黄外，《金匮要略》的鳖甲煎丸里还有蜂房，用来温肾阳的，还可以加淫羊藿、桑寄生；如果说火旺，还可以加黄芩、大青叶、白花蛇舌草，根据情况加药即可。

治疗比较疑难的慢性疾病用这个办法开方考虑得比较周全，但是这部分内容在我们的教科书上没讲，恰恰它对我们的影响是最深刻的，也是很有意思的一部分内容，因为它的道理很简单，生我，我生，克我，我克，教科书里面没有把它给说清楚，反而是五行理论把这个规律用得很好。

三、五行立极的应用

在治疗疾病时，不是说所有的疾病都要采用五行立极的办法，采用五行立极的办法主要治疗：第一，内伤病。可能他最初有外感，但最终是内伤病；第二，慢性疾病。只有复杂的、疑难的慢性疾病才会五脏相移。

比如一个慢性肝炎的患者，主要有什么表现？第一，长期的慢性肝炎导致雌激素灭活障碍，生殖器萎缩、阳痿，可以表现为肾阳虚，肾（水）有病；第二，炎症反复发作，说明有火；第三，消化不好，总是感觉肚子胀，脾（土）有病；第四，大便不好，因为肺与大肠相表里。因此，他会出现一系列的症状，这些症状复杂到你没有办法辨证，无论从哪个脏腑去辨都能辨出症状来，这就是《金匮要略》里讲的五脏相移，在这种情况下我们才需要五行立极。如果是早、晚打了两个喷嚏，这个不需要五行立极，开一剂桂枝汤解表就行了；如果多吃了两口西瓜，拉了几次肚子，开些药治疗腹泻，3天就好，也是不需要五行立极的。

不需要把五行立极的办法去套任何疾病。举个简单的例子：我们采用五行立极讲的这个黑逍遥散，它是逍遥散加丹皮、栀子，叫丹栀逍遥散，丹栀逍遥散加地黄就叫黑逍遥散，这说明它治疗的疾病是相对复杂的。如果疾病简单就不需要加地黄，用丹栀逍遥散就可以了；如果再简单就不需要加丹皮、栀子，用逍遥散就可以了；如果再简单，不需要白术、茯苓，就加枳实那就是四逆散。四逆散把枳实这个破气的药去了，再加白术、茯苓就是逍遥散；逍遥散加丹皮、栀子就是丹栀逍遥散；丹栀逍遥散再加地黄就是黑逍遥散，所以它治疗的是复杂疑难的慢性疾病，是治疗五脏相移的病。我们不要把五行立极的办法去套所有的疾病，早晚打了两个喷嚏感冒开一剂麻黄汤就行，不用去五行立极，这个病是一过性的。只有在慢性疾病导致心、肝、脾、肺、肾五脏都受到影响才会使用五行立极，五行相生相克是个闭环，木影响火，火影响金，金影响水，水影响木，所以，很多慢性病看到金、木、水、火、土的症状都有，常规无法辨证，就需要立极，需要抓住一极，抓住这一极的驱动因素去立极。比如肝病，先把木立放在中间，金、火、水、土，按照生我→我生→克我→我克去立极，你就可以去治疗了。一定不要把它当成一个套路，去套一些简单的疾病。比如麻黄汤一共4味药：麻黄、桂枝、杏仁、甘草，怎么用它去五行立极？总共才4个药，怎么去立五？治疗外感病、急性病简单4味药就行。大黄䗪虫丸、鳖甲煎丸多少味药？复杂极了，把大黄䗪虫丸摆出来就可以立极，把鳖甲煎丸摆出来也可以立极，麻黄汤治疗急性病的不用立极。《金匮要略》的麻黄升麻汤、大黄䗪虫丸、鳖甲煎丸、风引汤这些都很复杂，为什么很复杂？因为它们是治疗慢性疾病的。急性病和慢性病的治法完全不同，四逆汤单刀直入，附子、干姜、甘草3味药，再去看金匮肾气丸，有8味药，它的配伍就很复杂。因为它们一个是治疗内伤疾病的，一个是治疗外感疾病的，一个是治疗一过性疾病的，一个是治疗慢性疾病的，所以不能把五行立极当成一个套路。济生肾气丸在肾气丸的基础上加了牛膝和车前子一共是10味，这10味药的配伍就相当复杂，首先，用附子温阳，附子温阳之后容易上火，用附子温阳上火的人，大部分肝脏都有毛病，只要有少阳证的人（肝脏有毛病）吃了附子，即便是阳虚也容易上火，所以要用丹皮凉血，用车前子清肝，化肝煎就是用青皮、陈皮、丹皮、栀子、泽泻、浙贝，车前子既清肝又能补，龙胆泻肝丸就用车前子，它入肝经兼具泄和补的作用，所以用丹皮、车前子两味药来兼制附子，一个在血分，因为吃了附子会上火，内伤的热可以由血分到气分发出来，另一个在气分，牛膝配车前子，火降血下；丹皮、泽泻，泻他的相火，它的配伍是很复杂的。然后单用附子效果不好，阴中求阳，运柔成刚，要用附子去配地黄，地黄能够增强附子温阳的作用；山茱萸、山药，山茱萸又叫枣皮，它不仅能够温肾、补肾，还能够敛肾，张锡纯就用枣皮来敛肾；然后还有茯苓，因为肾主水液的代谢，所以用附子去配茯苓；还有肉桂，肉桂可以增强附子的作用，但是，这两个作用不一样，因为在当时其实是没有分出肉桂的，《金匮要略》和《伤寒论》中是没有肉桂的，都是用桂枝。桂枝跟附子的区别是：附子是植物的根，走下部，走肾，附子温肾；桂枝是植物的嫩芽，走上部，温心。从这个处方的配伍就体现出来，他处理疾病的思路是非常复杂的，对于这类似的处方，我们就可以去加减和立极，因为它治疗的是慢性病，慢性病就会出现五脏相移，就可以对处方进行加减和立极。

再举个例子：治疗胃癌，胃属土，火生土，土生金，木克土，土克水，现在土旺，以土立极，火是休，金是相，木是囚，水是死（图4-9）。土旺用党参、白术、茯苓、甘草去制它；然后火是休加附子、干姜或者加肉桂；金是相，加浙贝、瓜蒌；水是死，加熟地、山药、薏苡仁；木是囚，加小剂量的柴胡、麦芽、香附。这个处方参苓白术散出来了，党参、白术、甘草、茯苓、山药、薏苡仁，这就是参苓白术散，缺了扁豆我们把它加进去，这里不外乎多了桔梗，然后又加了麦芽、柴胡、香附疏肝，木来克土。因为木囚，柴胡的剂量不能太大，用6~9g，麦芽30g，香附9g，还可以加八月札30g调达肝气；然后加附子、干姜或者加肉桂；因为生痰，加半夏、天南星化痰，水还可以加商陆。这就是一个治疗胃癌的处方，我们是以土来立极，所以它的配伍是很复杂的。如果有人说：医生，我昨天本来应该吃二两（100g）面，结果我吃了四两（200g），今天肚子胀，怎么办？你说：等一下，我给你五行立极……其实，你开保和丸就行了，再不行开大山楂丸，不用弄得那么复杂。五行立极实际上是用于重大慢性疾病的，与外感病、急性病完全不是一个套路。

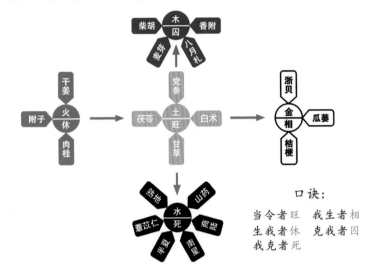

口诀:

当令者旺　我生者相
生我者休　克我者囚
我克者死

图4-9　五行以土立极示意图

第三节　六经

一、六经气位

《素问·六微旨大论》说："言天者求之本，言地者求之位，言人者求之气交。帝曰：何曰气交？上下之位，气交之中，人之居也。"气交交在天枢穴，肚脐旁边有个穴叫天枢，它的上边是幽门，幽门是通幽的地方，往上就是阳，往下就是阴，而上半身法天属阳，下半身法地属阴，气交就交在天枢穴。为什么讲六经气位？因为"言天者求之本，言地者求之位"，就会有六经位置的问题，这里不再详细讲述。

什么是气交？上为天，下为地，天气下降，地气上升，天地气交就形成了人。在人的身上，上焦心、肺法天属阳，下焦肝、肾法地属阴，中焦脾胃就是阴阳气交的地方。在中焦脾胃气交的地方有个点，点的上面是胃，下面是脾，这个点就是幽门，因为这个地方能通幽，所以，如果总是梦见死人，就是这个地方有问题。幽门下面接十二指肠球部，上面是胃，下面是脾，再往下是下焦肝肾。脾胃也可分，从口到胃的上口是口、咽、食管，法天属阳，胃和小肠就是阴阳相交的地方，胃属阳明，小肠属太阴脾，再往下大肠法地属阴；而胃又分上脘、中脘和下脘，上脘法天属阳，下脘法地属阴，在中脘则阴阳错杂。中脘指胃和十二指肠的交口——幽门，十二指肠球部的交口是脾和胃的交口，也是人的上半身和下半身的交口，也就是说不管怎么去分，它们的规律都是一致的，就是从幽门和天枢这个地方，分出人的上半身和下半身，也是幽门这个地方，分出了脾和胃，也分出了小肠和胃。还是幽门这个地方，下面是下脘，往上是上脘，中间是中脘，下脘通幽门，上脘通贲门。这个图（图4-10）

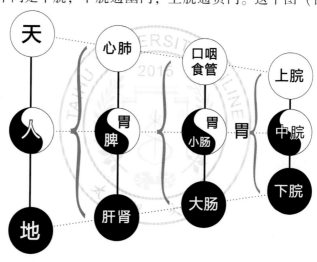

图4-10　阴阳天地人示意图

就是中医的阴阳，可以一直往下细分，但是它的本质是没有变化的。比如说，上脘属阳，其实口、咽、食管跟胃的接触的地方就是上脘、贲门，而口、咽、食管和心肺都在膈肌以上，它都是同样的规律，只是分得更细而已。

二、阴阳化生五行，五行内藏阴阳

"阴阳化生五行"，由于阴阳的运动变化产生了五行。五行又内藏阴阳，比如说脾胃属土，有阴土和阳土，太阴脾土叫阴土，阳明胃土叫阳土；木也分了阴木和阳木，厥阴肝木属阴木，少阳胆木属阳木。五行的耗散结构实现了阳化气阴成形，进而构成了躯体的结构和功能。阳化气阴成形的过程，或者说阴阳的运动变化过程是通过五行的耗散结构最终实现的。阴阳的功能实际上是代表兴奋、抑制两种基本的生理功能，而五行的五大功能系统相互协调最终表现为兴奋与抑制，即阴阳的两种功能状态，也就是说通过五大系统相互之间的生克制化构成的耗散结构，它最终的功能状态表现为兴奋与抑制，也就是阴与阳。

阴阳五行的运动变化，产生了六气，而气的运动变化是以气血精津液为原料，以经络为通道，通过相互协同与拮抗，产生气血精津液的运动与转化，表现出生理功能的兴奋与抑制，从而完成生命活动与生殖活动。从西医角度讲就是以氧、糖、脂肪、蛋白质、维生素与微量元素为基本原料，通过运动、生殖、神经、呼吸、消化、循环、泌尿、内分泌8大系统的协同作用，发挥物质、能量与信息的相互转化，并最终实现细胞与器官功能的兴奋与抑制，完成人体的生命活动。其实，中西医两者讲的是一致的，只是表述的语言不同而已，不外乎中医用了阴阳五行、六气来表示，"阴阳化生五行，五行运化六气"；而西医用了一套我们更能接受的语言来表示，本质上两者并没有什么区别。从原料、过程、产生的变化和它最终的状态，阴阳或者兴奋与抑制，中医、西医讲的不同，但是它们的本质是在说同一件事情。

其实，中医系统有个问题，没有用自然科学的概念去解释阴阳、五行，没有用耗散结构的理论去解释，而是用了哲学的概念去解释。因为哲学不属于狭义的科学范畴，用哲学来指导科学，即用社会科学来指导自然科学，而社会科学和哲学是不能被自然科学证实的，所以中医总是不能够被证实，它也就不能与西医物理学、化学去沟通。虽然中医能和社会科学沟通，但是社会科学的人不懂自然科学，不懂医学，也很难给中医以强烈的支持。因此，中医包括阴阳、五行的理论首先要引入自然科学的范畴。我们对中医理论的解释，一部分内容借鉴了朱清时院士的现代物理学观点，只有借助自然科学的技术去解释阴阳、五行，而不是用我们教材里的哲学理论去解释它，它就可以被证伪，也就解决了中医理论不能被证伪的问题。如果中医理论永远不能被证伪，我们就无法知道它的对与错。

三、六经次序

中医的"六经气化"主要讲六经模型，也就是《素问·六微旨大论》讲的："少阳之右，阳明治之；阳明之右，太阳治之；太阳之右，厥阴治之；厥阴之右，少阴治之；少阴之右，太阴治之；太阴之右，少阳治之"。这里还讲了标本位纪："上下有位，左右有纪"。什么叫作位？"所谓本也，本之下，中之见也，见之下，气之标也。"什么叫作纪？"少阳之右，阳明治之；阳明之右，太阳治之；太阳之右，厥阴治之。"这个纪讲左右的关系，位讲上下的关系。

什么是左右关系？"少阳之右，阳明治之；阳明之右，太阳治之；太阳之右，厥阴治之；厥阴之右，少阴治之；少阴之右，太阴治之；太阴之右，少阳治之。"这个就是纪，它的左右关系构成了 6 个内切圆，把这 6 个内切圆按照阴阳从中间剖开，然后把三阳、三阴合起来就是这张图（图 4-11），正面是少阳、太阳、阳明，背后就是少阴、太阴和厥阴，这就构成一个球的 6 个外切圆，这 6 个外切圆上面是太阳，下面是少阴；这面是少阳，少阳的背后是厥阴；这面是阳明，阳明的背后是太阳。大家要去听"标本法"，我们用一个球来代表人体，内部可以内接一个立方体，立方体的每一个角都接在这个球的表面，立方体就把这个球分成 6 个外切圆，正面能看到 3 个，背面还有 3 个，这 6 个外切圆就是我们的六经，如果把这个球剖成两半的话，上面有 3 个外切的圆，下面还有 3 个外切的圆，上面三个圆是三阳，下面的 3 个圆就是三阴，我们制作了一个标本法的水晶球，一看那个球你就清楚了。

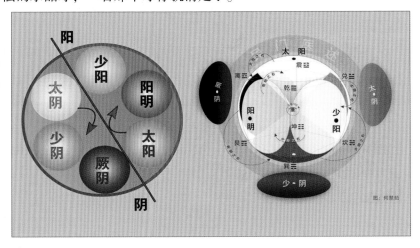

图 4-11　六经次序示意图

当我们把这个三阴三阳摆到一个特定位置的时候，它就能够呈现出一个立体的太极图（图 4-12），也就是阴阳六经八卦图，我们平时画出来的太极图只是它在平面上的投影。

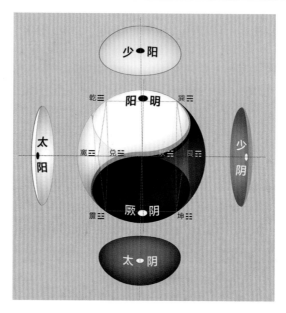

图4-12　阴阳六经八卦图

上述6个外切圆就构成了我们的六经，《素问·六微旨大论》说："少阳之上，火气治之，中见厥阴；阳明之上，燥气治之，中见太阴；太阳之上，寒气治之，中见少阴；厥阴之上，风气治之，中见少阳；少阴之上，热气治之，中见太阴；太阴之上，湿气治之，中见阳明。"

这张图（图4-13），上面这个圆是太阳，太阳的下面对着的是少阴，图的右面那个圆是少阳，少阳的背后对着的是厥阴，左面的那个圆是阳明，阳明的背后对着的是太阴。风寒火热燥湿六气就分别标到了这6个圆上，6个圆的圆心是通的，太极图上的黑白两点就是外切圆的圆心。

这个模型很有用，举个例子："太阳之为病，脉浮，头项强痛而恶寒。"恶寒发热是太阳病的一个基本特点，因为"太阳之上，寒气治之"，人受了寒才会出现恶寒，他为什么发热呢？因为"少阴之上，热气治之"，少阴的热气出来，患者就会发热，恶寒是他的外感，发热是少阴热气对疾病的正常反应。

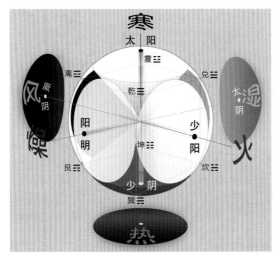

图4-13 标本球模型

如果一个人感冒了不发热，一点发热都没有，说明这个人阳虚，要用麻黄附子甘草汤，要用附子温少阴的热气。麻黄附子甘草汤就是麻黄汤去桂枝加附子，要用附子去温阳，因为他的炎症反应低，常常没有咳嗽，如果有咳嗽再加上杏仁，在麻黄附子甘草汤中，杏仁是可用可不用的，没有咳嗽就可以不用，有咳嗽就加上。因为少阴热气不够，所以麻黄附子甘草汤它就用麻黄汤去桂枝加附子。

一个人少阴的热气太过，他就是阴虚火旺的人，如果再加火，他就容易得温病，而且伤寒容易化热，才感冒两天就继发细菌感染而化热，就是因为他的体质偏热，热气太过。太阳为寒水之经，既然为寒水之经，那么出汗就需要水，少阴的热气蒸腾使人的津液从体表出去就是汗，伤寒汗出而解就是这个意思。平时人身上的阳气白天由心阳来主，所以用桂枝，如果是一个肾阳虚的人桂枝就解决不了问题，要把桂枝换成附子，这就是麻黄附子甘草汤。每一条经都是这样的，只是每条经的特性不一样，比如少阳和厥阴就不能都用寒和热去解释，六气各有特点，少阳、厥阴的特点可以用标本法去解释，根据它的症状就可以去推。比如，麻黄附子甘草汤证条文："以二三日无证，故微发汗也。"就是说感冒两三天都没有反应，要用麻黄附子甘草汤微发汗，这种人容易"冬伤于寒，春必病温"形成伏邪，如果不去治疗，他的感冒自己也能好，但是，到了春天他会发生问题，因为"冬伤于寒，春必病温"，这种人的体质是阳虚的。还有一种人是"冬不藏精，春必病温"，这种人的体质是偏阴虚的。

四、六经形气一体

看这张图（图4-14），太阳、少阳、阳明、太阴、少阴、厥阴的里面是脏腑，外面是经络，经络运行气血精津液产生风、寒、火、热、燥、湿六气，六气之外就是天，之内就是人。因为六气包着人，所以，看这个人的卫气就可以知道哪里有什么样的问题，大体上能够判断他容易得什么样的疾病。然后，里面就是气血精津液，中间是经络，再往里面就是脏腑，这是人体的一个基本规律。这个规律体现在《素问·至真要大论》："是故百病之起，有生于本者，有生于标者，有生于中气者，有取本而得者，有取标而得者，有取中气而得者。""少阳、太阴从本，少阴、太阳从本从标，阳明、厥阴不从标本，从乎中也。故从本者，化生于本。从标本者，有标本之化，从中者，以中气为化也"。简单地说，从本是指标本同气，比如，"少阳之上，火气治之"，少阳的阳和火属于同类，"太阴之上，湿气治之"，太阴的阴和湿也是同类，两者标本同气，所以从本。第二，从标从本是指标本异气，比如，"少阴之上，热气治之"，少阴之阴和热不是一个属性，少阴标阴本热，所以从标从本；"太阳之上，寒气治之"，太阳之阳和寒也不是一个属性，太阳标阳本寒，所以也是从标从本。第三，阳明、厥阴从乎中气，厥阴的中气是少阳，阳明的中气是太阴。

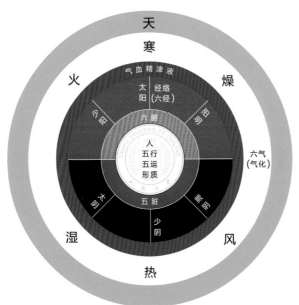

阴阳化生五行，五行运化六气。

脏腑为器，经络为道，气血精津液为料。

图 4-14　六经形气一体示意图

五、标本法与六经

看这张图（图 4-15），这是标本法讲的太阳、少阳、阳明、太阴、少阴和厥阴 6 条经的基本的特征。

第一，太阳和少阴。太阳为寒水之经，太阳本寒标阳，从本从标，所以太阳就有寒化和热化，太阳的寒化表现为麻黄汤、桂枝汤，热化表现为温病的银翘散，因为它标本异气，所以就有寒化和热化。少阴经也是标本异气，本热标阴，所以少阴经也有寒化热化，热化就是黄连阿胶汤，寒化就是四逆汤，或者夹饮就是真武汤、猪苓汤。

第二，少阳和厥阴。少阳的标是阳，它的本是火，"少阳之上，火气治之"，标和本是同类的，所以说少阳无寒证，是寒的都在厥阴经，它的代表方是小柴胡汤。如果少阳无寒证，那么四逆散证的手足冰凉是不是寒证？这是阳气郁闭，肝气失于疏达，阳气闭阻，所以四逆散的寒不是虚寒证。厥阴的特点是本风标阴，所以厥阴经从乎中气，从什么中气？从少阳经的火气，所以到了厥阴经不能够用黄芩汤撤其热，如果用黄芩汤撤其热就容易出现厥阴死症。如果是老年人在用黄芩汤的时候，一定要给他加一点反佐的药物进去，因为老年人就靠那残存的一点阳气，单纯地去清他的少阳相火容易折寿。最新的研究表明：降血脂的药物影响人的寿命，因为血脂的胆固醇合成甾体激素是由中医讲的少阳经所主，所以，现在西医又在重新评估这些降脂药，他汀类降脂药究竟对人体有好处还是坏处，什么样的人才必须使用他汀类降脂药，这是最近西医心血管在讨论的一件事情。说明不要轻易去杀老年人的相火，在确实需要用的时候，你要考虑到他的特殊情况。

第三，阳明和太阴。阳明本燥标阳，它和厥阴一样从乎中气，它的中气是太阴的湿，太阴的水决定阳明的转归，阳明在经大热、大渴、大汗、脉洪大，阳明在腑则痞、满、燥、实、坚，这些都取决于人体的津液。太阴本湿标阴，从本，所以太阴没有热证，如果太阴病见到热证，有两个原因：一个是虚热，甘温除大热，用补中益气汤，当归建中汤证、黄芪建中汤证的热都是假的，是虚热；第二个是合并阳明病，比如说清暑益气汤，在脾胃虚弱的情况下，到了夏天又合并了暑湿，是太阴病合并阳明病表现为热证，太阴本身是没有真正的热证的。太阴病的代表方剂是甘草干姜汤、理中丸等。

太阳少阴经这条轴（图4-15），当它表现为太过的时候，就出太阳，当它表现为不及的时候，就陷入少阴。举个例子：太阳、少阴主浮沉，所以"太阳之为病，脉浮"，脉浮是太阳病的特点，少阴病脉沉，如果少阴不及，得了感冒之后脉浮不起来，就要用麻黄附子甘草汤；如果少阴的热气太过，得了感冒之后就容易变为温病的银翘散证。一个体质偏热的人，素体火旺，少阴热气太过，容易感染温病，得了太阳病容易热化；一个体质偏寒的人，少阴热气不够，感冒后常表现为麻黄附子甘草汤和麻黄附子细辛汤证。

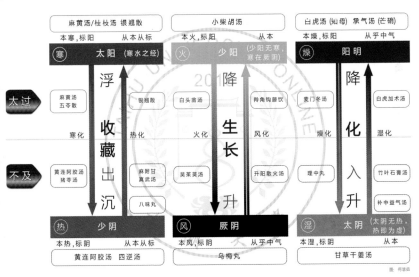

图 4-15　标本法图一

少阳主降厥阴主升，胆火下降则"上焦得通，津液得下，胃气因和，身濈然汗出而解"。如果胆火不降，就是六物黄芩汤证。为什么胆火不降？这个人的中焦脾胃不通，就会导致胆火不能下行，我们就用六物黄芩汤，用干姜、半夏、桂枝来温脾胃，然后用黄芩来清他的胆火。如果他是心火不降就用黄连汤，黄连汤有人参、半夏、干姜、桂枝，用黄连来清心火（图 4-16）。

假如一个人表现为上热下寒，伴有胃肠道的症状，脾虚的症状很明显，寒热错杂，如果再见他舌尖红，心火不降，你就可以用黄连汤。黄连配桂枝是交泰丸——心肾不交，因为中焦堵了，脾胃虚寒，用人参、半夏、干姜；如果这个人表现为有热，或者伴有口苦，

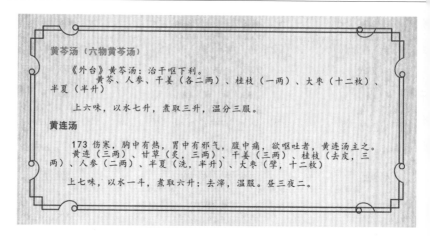

图 4-16　黄芩汤、黄连汤

或者伴舌边有肿胀，黄连换黄芩降胆火。

　　黄连汤证胸中有热，这是上边有热，胃中有邪气，腹中痛易呕吐，说明他的脾胃功能不好，"伤寒胸中有热，胃中有邪气，腹中痛，欲呕吐者，黄连汤主之"。所以，见到一个脾虚且伴有热的就可以用黄连汤；一个脾虚的人合并幽门螺旋菌感染，用黄连杀灭幽门螺旋菌，脾虚用人参、半夏、干姜、桂枝，这样这个处方就出来了。如果是胃癌合并幽门螺旋菌感染，这个处方就可以用，如果觉得黄连力量不够，可以再加点蒲公英。假如这个人肚子胀，消化不好，晚上睡眠不好，舌尖红，怎么办？舌尖红，不睡觉用黄连、桂枝——交泰丸，肚子胀、舌淡是脾虚，就用人参、干姜、半夏健脾，这样就可以治疗失眠，其实不只失眠，还有好多证都可以治。如果把它配伍的机制弄明白了，在治疗上你都可以灵活运用。患者说口苦，舌边肿大，脉弦怎么办？那就是六物黄芩汤，把黄连换成黄芩就可以了。

　　六物黄芩汤与《伤寒论》里的黄芩汤有什么区别？《伤寒论》里的黄芩汤证没有脾虚，所以它用黄芩，芍药，呕吐加半夏，生姜，如果有脾胃虚寒，加人参，干姜。为什么会脾胃虚寒呢？因为"见肝之病，知肝传脾"，把黄芩汤的生姜变成了干姜就是这个原因。因为芍药能够通大便，这种脾胃虚寒的人大便是溏的，所以不用芍药用干姜。

再举个例子：小柴胡汤可以治疗便秘，它治疗这种便秘的人舌苔是白的，如果舌苔是黄的，那是"舌黄未下者，下之黄自去"，要使用承气汤。如果一个人的大便不通畅，但不是便秘，舌苔白，脉弦，我们用小柴胡汤就可以治疗，就是因为少阳是主降的。

六、从标本法认识疾病

从标本法去认识疾病，能把疾病看得很简单。

第一，太阳和少阴。"太阳之上，寒气治之，中见少阴（热化）"，可以看到太阳、少阴的脉证的特点（图4-17），太阳经表现为脉浮，伤寒脉浮紧，中风脉浮缓；少阴表现为脉沉，"少阴之为病，脉微细，但欲寐也"，必然会见到沉脉，可能表现为阳虚的沉微脉，又可能表现为阴虚的沉细脉，这是少阴病的特点。太阳、少阴两条经一个表现为脉浮，一个表现为脉沉。如果太阳病见到了沉脉就是太少两感证，是少阴的阳气出不来，要用麻黄附子甘草汤。太阳病的特点表现为恶寒发热，会出现寒化和热化，一个用麻黄、桂枝，一个是温病用银翘散、桑菊饮之类的处方；而少阴病的特点也是寒化和热化，用四逆汤和黄连阿胶汤，夹饮的用猪苓汤，真武汤。

太阳和少阴经主寒热，就是受交感-肾上腺髓质、下丘-垂体-靶腺轴的影响，机体的代谢水平（少阴经）与环境温度（太阳经）相适应，这是一个最基本的要求。按照天人相应的观点来说，少阴经驱动机体的代谢水平要与环境温度（太阳经）相适应，进而控制人体的寒与热，它就是通过交感-肾上腺髓质和下丘-垂体-靶腺轴实现的。例如"太阳之为病，脉浮"，为什么脉浮？因为人感冒以后，机体的肾上腺素分泌增加，肾上腺素使体表的动脉更加表浅就出现了浮脉，所以我们摸到桡动脉就是浮脉；肾上腺素第二个作用是使外周血管收缩，所以人就哆嗦、怕冷，哆嗦使骨骼肌产热，机体产了热之后体温调节中枢上调，随后就出汗，"汗出而解"。肾上腺素可以使脉浮，西医在治疗感冒时用伪麻黄碱而不用肾上腺素，因为肾上腺素有心脏毒性，不能够多用，且肾上腺素在口服的时候，由于个体的消化吸收的能力不一，剂量不容易控制，所以肾上腺素需要静脉给药，但是静脉给药不安全，因此西医在治疗感冒时就用伪麻黄碱。中药麻黄里含有伪麻黄碱、麻黄碱和次麻黄碱，伪麻黄碱的心脏毒性最小，中医告之煎麻黄时要去上沫，就不容易出现心慌。西医用伪麻黄碱，麻黄碱就是肾上腺素类似物，对心脏的毒性小，所以常用于治疗感冒。麻黄碱、肾上腺素对心脏的毒性表现在：第一，使体表的血管更表浅，第二，使心脏收缩增强，第三，使心律增加。所以，它会导致心脏收缩增强，心率加快，患者吃了心慌难受就是这个原因。

	太阳（寒）	少阴（热）
脉	浮（紧则为寒，缓则为风）	沉（微为阳微，细为阴细）
证	恶寒发热，寒化热化	寒化热化
	蓄水	夹饮
	蓄血	动血

	阳明（燥）	太阴（湿）
脉	大而有力（经）	脉大而无力（脉大为劳，建中）
	沉而有力（腑证）	脉浮缓无力（建中）
开合	合：秘	开：利，腹满而吐，食不下
气化	燥：渴，秘	湿：自利，不渴（自利而渴属少阴）

	少阳（降）	厥阴（升）
证	咽干（若渴，去半夏，加人参花粉）	消渴
	心烦	心中疼热
	嘿嘿不欲饮食	饥不欲食
	喜呕	吐蛔
特征	经腑同病	寒热错杂
病机	正邪相争	厥热胜复
气化	上焦得通，津液得下	气上冲胸（冲逆）

图 4-17　标本法图二

麻黄碱的副作用可以使外周血管收缩，是不利于发汗的，因此在麻黄汤里面又加上了桂枝，桂枝既可以解热又能够扩张周围血管，使汗出而表解；甘草中的甘草酸是皮质激素，能够发挥拟皮质激素的作用；杏仁相当于去咳片。西医的伪麻黄碱加扑热息痛，再加2.5mg的泼尼松和去咳片就是中医的麻黄汤，它们的道理都是相通的，都取决于交感-肾上腺髓质和下丘-垂体-靶腺，如果这个人下丘-垂体-靶腺功能低下的话，还要加附子。太阳病在腑有两证：蓄水和蓄血。少阴病有夹饮和动血，少阴病寒化夹饮是真武汤，热化夹饮是猪苓汤，还有少阴动血，在少阴病篇有大段的文字讲少阴动血证，而太阳病是蓄血，这是它们基本证的一个特点。

第二，阳明和太阴。阳明主燥，"阳明之上，燥气治之"，太阴主湿，"太阴之上，湿气治之"。阳明病在经脉大而有力，太阴病的脉是大而无力，也就是《金匮要略》讲的"脉大为劳"。如果你摸到一个大脉，首先要判断这个大脉是有力还是无力，有力的是阳明，无力的是太阴虚劳，小建中汤证。如果大热、大渴、大汗，但是脉大没有力气，也就是说脉大而不洪，大而无力，就是白虎加人参汤证，阳明病在经表现为脉大，阳明病在腑表现为脉沉，阳明腑实证表现为沉而有力。太阴病可以表现为脉浮缓无力，太阴病有4个脉：浮、大、缓、虚，太阴病的脉可以表现为浮脉，桂枝汤、建中汤证。"伤寒脉浮而缓，手足自温者，系在太阴"，所以桂枝汤就有健脾的作用，脾虚的人感冒才会太阳中风，除非他在冰天雪地去打滚，才可以伤寒，这里不是说脾虚的人一定没有伤寒，如果正常情况下吹了风，流清鼻涕，打喷嚏，他就表现为桂枝汤证。如果是桂枝汤证发汗以后不见效，传阳明的要用白虎加参汤；如果是麻黄汤证服了以后不见效，传入阳明用的是就是白虎汤。不管表现为浮脉、大脉、缓脉，太阴病的脉一定是个没有力气的虚脉。从开阖上讲，阳明主阖，大便秘；太阴主开，大便稀溏，腹满而吐，食不下。在气化上，阳明病的特点表现为"燥气治之"，表现口渴和便秘，阳明在经表现大热、大渴、大汗、脉洪大，表现为口渴，阳明在腑表现痞、满、燥、实、坚，大便秘结，水分少。而太阴病表现为自利不渴，即大便稀溏、口不干。为什么太阴病口不干？因为太阴病自利，大便稀溏用的是干姜，干姜可以抑制腺体分泌，如果他口干你再去抑制他的腺体分泌，他会更加口干，说明你辨证有问题，他不是一个单纯的太阴病。"自利不渴属太阴"，就是因为太阴病的这种自利需要使用干姜，干姜在中药药理上的主要作用就是抑制腺体分泌，使肠液减少，然后他大便就干燥成型了。如果这个人口渴，他吃了干姜会更加难受，口干舌燥。"自利而渴"那是少阴病，少阴夹饮证，它通过把水分从小便排出去，大便中的水分就减少，因为人体排出水分就是通过出汗、呼吸，呼吸是被动的，出汗是主动的，然后要不就是小便，要不就是大便，通过温少阴气化使水分从小便排出去，所以大便就变干，它与太阴病的抑制腺体分泌的机制不一样。

阳明和太阴经司管燥湿，司管机体的水液代谢。如果水液在体内堆积不能运行，就是在太阴经；如果机体水液缺少，就是在阳明经。阳明经的大热、大渴、大汗、脉洪大就是机体水液少了，因为出汗可以使水液丢失，大便出现的痞、满、燥、实、坚也是水液的问题。

第三，少阳和厥阴。少阳和厥阴主升降，少阳病小柴胡汤"上焦得通，津液得下，胃气因和"，所以少阳主通降；而厥阴病是肝气的上升，厥阴病有三证，寒热错杂、厥热胜复和冲逆，比如吴茱萸汤证的冲逆，大建中汤证用花椒的冲逆："上冲皮起，出见有头足"，这是它的特点。在证的表现有：少阳病咽干，小柴胡汤证"若渴者，去半夏加天花粉"，厥阴病是消渴；少阳病心烦，厥阴病心中痛热；少阳病默默不欲饮食，厥阴病饥而不欲食；少阳病是心烦喜呕，厥阴病吐蛔，也可以表现为呕吐。所以，少阳病常见的经腑同病用小柴胡汤，厥阴病常见的寒热错杂用乌梅丸；少阳病的病机是正邪相争，厥阴病的病机是厥热胜复；少阳病的特点是上焦得通，津液得下，厥阴病的特点是气上冲胸。少阳、厥阴管升降，两者的症状都非常像，怎么区别呢？我们在"平脉法"讲过"有力而弦是少阳，无力而弦是厥阴"，当你摸着一个无力而弦的脉就是在厥阴，当然，这种无力而弦的脉又分两种情况：如果是右手的关脉弦而无力是木来克土，柴胡桂枝干姜汤证；如果是左手的关脉弦而无力，因为左手的关脉候肝脏，这就真的是厥阴病。少阳是在三阳属实证，故少阳的脉是弦而有力的，如果出现脉弦而无力就是厥阴。但是，我们说的这口诀只能大致上这么去说，不能够细到每个字，所谓"弦而无力是厥阴"，起源于《伤寒论》的"平脉法"，但是这个"弦而无力是厥阴"分两种情况，右手的关脉弦而无力是木来克土，是柴胡桂枝干姜汤证，不是厥阴病，是"见肝之病，知肝传脾"；左手的关脉候肝弦而无力，才是厥阴病。通过口诀我们就可以直接把他的病给定出来，有些症状是很相似的，把这些问题搞清楚了之后，好多病我们都可以去治疗。举个例子：患者半夜反流，心中痛热烧心不舒服，这是厥阴病。再举个例子：如果患者后半夜心绞痛发作，这病容易猝死，中医说阴阳离决，西医叫作不稳定型心绞痛，这也是厥阴病，因为心中痛热，后半夜一点以后厥阴当令，他有心中疼热，又发生在一点以后，就是个厥阴病，直接开乌梅丸就行，不需辨证。类似的问题非常的多，对于这些条文我们要去认真理解它。

少阳和厥阴是主风和火，它们作用于神经-内分泌-免疫系统，作用于调节系统，对内调节神经-内分泌/平滑肌，对外调节免疫系统正邪相争，这是少阳病的一个特点。我们在小柴胡汤里面讲正邪相争，与邪气相搏，休作有时，往来寒热，这是小柴胡汤基本的特点，是柴胡、黄芩配人参；如果正邪相争太过就是"实则阳明"大柴胡汤；如果正邪相争不及就是"虚则太阴"柴胡桂枝干姜汤疏肝健脾。外感病的特点就是正邪相争，调节免疫系统；内伤病就是神经-内分泌/平滑肌系统，控制机体的平滑肌系统。平滑肌系统在全身都有，比如它能够控制肠道平滑肌的收缩，导致腹泻和便秘。再比如，它能控制阴茎血管平滑肌的收缩，可以出现阴茎勃起和阳痿。平滑肌系统分布在人的全身，所以少阳、厥阴的症状表现得很复杂。但道理是相通的，比如说它可以控制血管平滑肌的收缩，表现为如按琴弦的弦脉，这是血管的张力增加，是少阳-厥阴经控制血管平滑肌的收缩导致的，中医摸到的弦脉就是这个原因。疾病的表现纷繁复杂，只要清楚它的机制，不管怎么表现，都能够把它抓住。因此，用小柴胡汤治疗有效的阳痿，就是个神经质的阳痿，他的平滑肌不能舒张不只会表现在他的阴茎上，还表现在他的神经质。如果我们在门诊上看到一个神经质的人，他的面部肌肉很紧张，再一摸脉弦就是个小柴胡汤证；如果是因为动脉粥样硬化和雄激素水平低，用小柴胡汤治疗就不行。知识都是相通的，关键是要把所有生理学的知识综合进去，见到这种患者来看病，你一眼就能看出背后的发病机制，所以，你开出的处方也是有很强的针对性的。我们治疗的思路就是直取其病。

比如说，我们治疗一例灰指甲，他不单是灰指甲，还继发感染，出现指头溃烂、化脓，我们就用小柴胡汤加大剂量的太子参，因为他表现为正邪相争，但是由于免疫功能低下又相争不够，这样治疗效果很好。我们处理疾病要经常去变换思路，要明白疾病的本质。

七、三阳传变，三阴递进

关于标本法和六经模型的问题，需要补充说明一点，请看图4-18，太阳、少阳、阳明，少阳从早上3点开始，中午是太阳，下午是阳明，阳明过去就是太阴，然后是少阴，再后是厥阴。读过《吴述伤寒杂病论研究》这本书的人都知道我们讲过六经为病欲解时，要知道三阳的传变关系，太阳病传少阳，太阳表证就消失，除非是太阳和少阳同病；少阳病传阳明，少阳的证就消失，除非少阳、阳明同病，如果完全传到阳明，少阳病就消失。比如服麻黄汤，服完麻黄汤出完汗以后，患者脉变洪大，《伤寒论》说是白虎汤证，它就不再用麻黄、桂枝，因为已经传阳明，太阳的证就没有了。

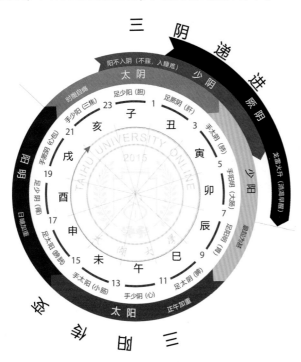

图4-18 六经欲解时示意图

但是，太阴、少阴和厥阴三阴是递进关系。大家去看《伤寒论》少阴病篇，很多都是在讲太阴病，消化系统的症状；再去看《伤寒论》厥阴病篇，讲的很多症状都是少阴和太阴的症状。也就是说，太阴加上少阴的症状就是少阴，太阴加少阴再加厥阴的症状就是厥阴。因为三阴是递进关系，所以厥阴病可以见到少阴病和太阴病的症状，少阴病可以见到太阴病的症状。如果单纯肚子饱胀不想吃东西，或者喜欢饮热水又不能吃凉的东西，这是太阴病，可用理中丸；如果同时见到手足冰凉，这是少阴病，就在理中丸的基础上加附子，用附子理中丸；如果手脚冰凉而且脉弦细无力，这是厥阴病，就在附子理中丸的基础上再加丁香，用丁附理中丸。因此，厥阴病既可以见到口苦、脉弦，又可以见到手脚冰凉，还可以见到肚子胀不吃东西。我们不能因患者肚子胀不吃东西而把它辨为太阴病，如果在肚子胀不吃东西的基础上又见到手脚冰凉，脉搏沉迟无力，那就是个少阴病，要加附子；如果脉搏沉迟无力又摸到一个弦脉，还见到口苦等厥阴的症状，"厥阴之为病，消渴，气上撞心，心中疼热，饥而不欲食，食则吐蛔，下之利不止"，那就再加丁香，就是个厥阴病。

一个厥阴病，如果辨证错了，往往是看到太阴病的症状，容易把它辨成太阴病。治疗厥阴病可用乌梅丸，乌梅丸的构成，里面不但有治疗太阴病的干姜，也有治疗少阴病的附子、细辛，还有治疗厥阴病的花椒，就是因为三阴是个递进关系。用阳和汤治疗乳腺癌，明明是一个太少两感证，乳腺长在皮下属太阳，用麻黄发表，然后有内分泌紊乱、肾阳虚用熟地、鹿角胶，为什么要用姜炭呢？就是因为三阴是递进关系，少阴病有太阴病的基础，厥阴病有少阴病和太阴病的基础。所以，我们明白三阳是传变关系，三阴是递进关系，辨证治疗就简单多了。

三阴递进是一个关键性的问题，要掌握好，否则在辨证的时候会分不清少阴、太阴和厥阴的问题。比如，少阴病的四逆汤用干姜去配附子，到了厥阴病用干姜、附子再加花椒，那就是乌梅丸，还有寒热错杂就加黄连、黄柏之类的，就是因为三阴是递进关系。

附：答疑

问题一：脉大有力是阳明热盛的白虎汤证，脉大无力是太阴病，白虎加人参也是脉大无力吗？

答："脉大无力是太阴"，这是太阴虚劳的一个特征，太阴的当归建中汤，黄芪建中汤。黄芪建中汤就能治疗脉大，这种脉大是因为他的脉气得不到收敛，是脉大而空的，所以要用芍药收敛他的脉气，脉大而无力用黄芪。你说脉大无力用黄芪建中汤，又说要用白虎加参汤，那究竟该用黄芪建中汤还是白虎加参汤呢？黄芪建中汤是个内伤病，白虎加参汤是个外感病，合并大热、大渴、大汗。

一个人患细菌感染、急性炎症来诊治，脉表现为大但是没有力气，可在白虎汤的基础上加人参。还有一个患者是内伤病，是气虚发热的体质虚弱的人，这两个人是很好区别的，一个是内伤病，一个是外感病。

什么叫作脉大？比如患者说："医生，我就是下午发烧"，那么，下午发烧首先要区别什么？"日晡所发潮热"是阳明病，有没有？没有；那就是第二种情况，是气虚发热，气虚发热的一个特点就是在中午，大概是12点过以后他要睡觉，到了午时他要睡觉，如果午时不睡觉，他下午就发低烧，精神困顿，晕晕乎乎的，头重不举，多卧少起，这个就是气虚发热。另一个特点是，晚上到了9点以后，他就应该早早休息，如果他还在工作，晚上就容易发烧，这是典型的气虚生大热，显然应该用补中益气汤，不一定要用黄芪建中汤，用黄芪建中汤也可以，黄芪配甘草这两个药都可以退烧。

如果说这个人发生了肺炎在医院住院，又发烧，抗生素都用了效果也不好，那么用什么？要用白虎加参汤。单纯的太阴病，可以见到脉大无力，因为他是阳气虚弱，气虚导致了脉气失于收敛，虚热上浮，可以表现为脉大无力。阳明病也可以表现为脉大无力，那是阳明病合并太阴病，是白虎加参汤证，这两个是很好区别的。

问题二：半夏泻心汤、六物黄芩汤和黄连汤的区别

答：半夏泻心汤治疗的是单纯的痞、呕、利，就是中间堵了，上面恶心，下面大便稀溏。所以半夏泻心汤有干姜。干姜能够抑制腺体的分泌，所以它能解决利的问题；半夏也能够抑制胃肠道腺体的分泌，所以半夏吃下去口干，如果服小柴胡汤后出现口干，要去半夏，因为半夏可以抑制腺体的分泌，干姜也可以抑制腺体分泌，所以半夏配干姜可以治疗大便稀溏。半夏还有什么作用？它能促进胃肠道的蠕动，所以呕者经常加半夏、生姜，这是《伤寒论》固定的套路。由于上焦不通，会导致上焦的心火和胆火不能下行。所以，它配了黄芩和黄连，那就是半夏泻心汤。

六物黄芩汤和黄连汤治的是什么病？黄连汤治疗心火不能下行，六物黄芩汤治疗胆火不能下行，它又比半夏泻心汤多了一个桂枝证，也就是说这个人的手心是潮的。我们摸到一个人的手心都是汗，手心是潮的，他就有桂枝证。如果手心潮再合并口苦，那就是六物黄芩汤。开六物黄芩汤是怎么开出的呢？是凑的，一摸患者手心都是汗，抓独法讲过手心都是汗，大便是稀溏的，是桂枝证，因为不便秘，如果便秘就是阳明腑实证。手足濈濈然汗出，手心都是汗用桂枝，然后再看患者还有口苦，用黄芩，大便是稀的，用干姜，这正是六物黄芩汤的组成。如果再摸脉没有力气，那就用点人参，合起来就是黄芩、干姜、人参、桂枝，这还是六物黄芩汤。

黄连汤也可以这么凑出来，一看患者不舒服手心都是汗，用桂枝，再一看有心烦、失眠，用黄连，这是没有见到少阳证的这种失眠。然后，再问他大便，大便稀溏用干姜，脉没有力气用人参，它还是一个黄连汤证。黄连汤的特点就是比半夏泻心汤多了一个桂枝证，如果没有桂枝证，你才用半夏泻心汤。它还多了一个交通心肾的作用，你可以把桂枝变成肉桂，它就能够治下焦了。

柴胡桂枝干姜汤和六物黄芩汤也很相似，柴胡桂枝干姜汤也是

黄芩、桂枝、干姜，不过柴胡桂枝汤伴有口渴，伴有肋下痞满，所以，肋下痞满加点牡蛎，口干加点天花粉，就变成柴胡桂枝干姜汤，因为口干，口干不用半夏，要不然口更干，这就是柴胡桂枝干姜汤。

问题三：早醒或半夜醒来是太阴还是少阴的问题，如何解释？

答：这个六经为病欲解时可以解释，从早上3点开始到早上9点，中医叫作昒明，所谓昒明就是太阳升起前后，昒明由少阳所主；从早上9点到下午3点，是一天阳气最旺盛的时候，由太阳所主；下午3点太阳就开始偏西了，我们叫作日晡，一直到晚上9点，由阳明所主。

从晚上9点到早上3点，开始进入太阴经。晚上9点以后就进入三阴了，晚上9点到11点是亥时，就是阴阳交泰的时候，反映在人的身上就是幽门，所以这个时候别在外面东晃西晃的，看到你不该看的东西就在这个时点。然后，从晚上11点到早上5点，子时开始进入少阴经所主，三阴是个递进关系，所以在图上它们就重叠起来了；从早上1点以后进入厥阴经，一直主到早上7点，厥阴经从丑时开始，丑字在这甲骨文里画的是一头牛，这个字横着来写就是一头牛，从甲骨文开始到金文往后，它逐步立起来了就变成了丑，丑在以前就代表牛，后来才有了丑的意思，不过人老了就开始变丑了，这确实也是没有办法的事情。进入厥阴经八八数以后，人就控制不了，因为人的衰老是必然的，所以如果人在早上1点以后发生了问题，就要考虑是在太阴经、少阴经还是在厥阴经，如果发生在早上3点以后，它一定不是在太阴经，可能是少阴经，也可能是厥阴经，最大的可能是在厥阴经，因为这个时候厥阴当令，是少阴经的尾巴、少阳经的头，所以发生在3点以后的病大部分属于厥阴病。

后半夜醒的人一般都是厥阴病，我们说人在"七七""八八"以后厥阴经当令，所以老年人有个特点，半夜三更在那里晃来晃去的，他就是不睡觉。还有的年轻人要睡到早上10点才醒，被爸爸妈妈拿皮带给抽醒，然后长大了要上班，所以早上 8 点就得醒，退休以后早上 6 点就醒了，退休几年以后，早上 4 点就醒了，后来干脆睡不着了，这是人的一个基本规律，到最后就阴阳离决，我们说到厥阴的时候"阴不敛阳"，前面睡不着的是"阳不入阴"，心阳不能够入少阴肾，他睡不着，求之不得，辗转反侧，心火不能够下行，所以"阳不入阴"，等到了后面就不是"阳不入阴"了，他不是睡不着，而是睡着了到早上 3 点就醒了，这是老年人的一个现象。所以，当你看到他的房间床头放一大瓶水，放一个杯子，这种人一般都是厥阴病，因为他后半夜要起来喝水，也就是乌梅丸证，厥阴病的消渴。我们要把这张图好好琢磨，比如：为什么早上 3 点到 9 点是少阳当令？肝脏有病的人早上起来口苦，口苦有两个原因：第一，当体内胆红素轻度升高，就会出现口苦，很敏感，但是你去查查胆红素还是正常的，因为过去他的胆红素可能很低，现在胆红素增加了几个单位他就出现口苦了，他在正常范围内就会口苦，如果胆红素增加得很高，口就更苦了。第二，晚上睡觉他躺平以后，地心引力没有了，胆汁反流刺激舌根就引起口苦，所以，他到后半夜 3 点以后口就苦了，直到天亮，因为后半夜睡着了口苦他不知道，等他醒了就知道苦了。有肝胆疾病的人容易在早上出现口苦，比如：睡到早上 3—5 点或者 3—7 点他不舒服，老想起床，如果用厥阴经乌梅丸不见效怎么办？他可能在少阳经，用四逆散就有效，说明刚开始辨证用的乌梅丸不对，因为少阳经也可以引起早醒，少阳经的特点是睡到早上 3 点以后他不是不想睡，而是在床上扭过去躺过来，睡得腰酸背疼难受极了，没法睡，摸他的脉是一个弦脉，如果辨在厥阴经没有效，可能在少阳经。厥阴经的不睡觉是他没有睡意了，少阳经是他还想睡，但是因为不舒服而睡不着，两者是有区别的。所以，用四逆散也能治失眠，就是睡到后半夜腰酸背痛，脉弦，少阳经的失眠。

问题四：六经分治失眠

为什么讲这个模型呢？这个模型可以套到很多疾病之中去。比如我们讲的失眠问题。失眠的人易早醒，早醒我们说阴不敛阳用乌梅丸，阳不入阴我们用交泰丸。如果他的脾胃不舒服，导致心火不能下降，睡眠不好怎么办？在交泰丸的基础上加人参、半夏、干姜，这不就是黄连汤嘛！还有一种情况，假如说他不是脾虚，而是胃气不降，也可导致他失眠，因为胃气通于心。这种胃气不降的失眠往往伴有烦躁，可以用《伤寒论》的生姜半夏汤，"彻心中愦愦然无奈者，生姜半夏汤主之"，加上栀子豉汤，合上交泰丸，如果大便再不好解，来上 3~5g 大黄，我们从阳明经去治，也是可以的。

如果这个患者早醒，早醒的除有阴不敛阳，还有少阳病，如果用了乌梅丸不见效，可以用四逆散，或者用我们的验方也可以。

还有一种情况，他在白天很困顿老想睡觉，晚上他却睡不着，为什么？因为白天应该兴奋，晚上应该抑制，他是因为白天兴奋不够，所以它晚上也抑制不够，怎么办？你白天给他吃兴奋剂，晚上给他吃镇静剂，他就能好好睡了。白天用什么兴奋剂？麻黄附子甘草汤，让他白天精神很好，到晚上他就困了，这就是说失眠都可以六经分治。

这个六经模型可以往各个疾病上去套的，然后，我们连时辰都讲了，在哪个时辰会出现什么问题都说过了。我们说了六经分治失眠，厥阴病，阴不敛阳我们说用乌梅丸，他早醒，并且越睡越短，但是，你知不知道早醒还是一个什么病吗？早醒是抑郁症的一个表现，学精神科的人都知道，抑郁症的人就容易早醒，所以，他不仅是阴不敛阳的厥阴病，少阳病的人也可以早醒，他是抑郁症的一个表现，所以，用乌梅丸十之八九都有效，如果见到没有效的人怎么办？你要看看这个人是不是有抑郁症？是不是个少阳病？如果是少阳病，可以用我们的吴门验方合欢汤，这个合欢汤不外乎是郁金、合欢皮、夏枯草、胆南星这些，都是入肝经的。假如你不会用合欢汤，小柴胡汤、四逆散、柴胡龙骨牡蛎汤也可以。如果再研究得深一点，开我们的验方合欢汤也行啊，不外乎有郁金、合欢皮、夏枯草、胆南星这些清肝疏肝的药物，这是属于少阳的早醒。

如果是少阴病的早醒，"阳不入阴"，什么叫"阳不入阴"？就是他睡不着，在床上辗转反侧，这种情况可以开交泰丸，黄连配肉桂，主要两个原因：一个是心火太旺，心火太旺了你觉得黄连不够，可加苦参，再加黄芩就是黄连阿胶汤，就是茯苓苦参汤！还有一个是肾水不够，肾水不够，交泰丸有加地黄，那就是《金匮要略》里的防己地黄汤，治疗独行狂语、烦躁不睡觉，就是交泰丸合防己地黄丸汤。地黄的量要大，用60~90g地黄，大剂量地黄的镇静作用才强，9g是不管用的，开90g他吃了就能睡觉了。90g地黄量大，吃后容易饱胀，可以加点儿防风，促进胃肠道疏风，防风就是个镇静剂，所以防己地黄汤用防风。防己还有止痛作用，类风湿、关节病都用它；在温病药里，防己能镇痛，镇痛就能镇静，所以，防己是镇静、镇痛药。防风不只镇静，还能促消化，玉真散就用它。治抽搐的一个处方叫玉真散，用防风去配白附子，所以防风能镇静，还能拮抗吃了地黄肚子胀、不消化的作用。这就是我们说的少阴病的失眠，白天精神不好，"少阴之为病，脉微细但欲寐也"，大白天的，你看他，一看就是精神不好。用麻黄，让他白天兴奋，麻黄附子甘草汤。也可以用我们的八味回阳饮，让他白天振奋，晚上累了他就能睡觉了。

还有一个是太阴病，太阴病肚子胀，肚子胀怎么睡？因为心火下行要经过中焦脾胃，现在他中焦脾胃堵着，那么他心火就不能下行，黄连配肉桂或者桂枝，那就是黄连汤。黄连汤就是交泰丸的黄连配肉桂，加人参、半夏、干姜。另外半夏泻心汤也有效，只是针对性不如黄连汤这么强。虽然针对性不强，但他吃了多少也有效。

如果能开出半夏泻心汤，大家知道你中医水平还可以，如果你能开出黄连汤，你的水平就不一样了。

失眠不仅是太阴经有问题，也可以是阳明经。如果看到患者上腹胀鼓鼓的，那就用我们的验方栀豉升降饮，栀豉升降饮加交泰丸其实就是生姜半夏汤，也就是栀子豉汤，就是温胆汤，这些都是能够和降胃气的。

所以说，好多病你都可以用六经去套。人体就是脏腑、经络、气血精津液。经络运行气血精津液在脏腑里面形成气化，拿这个模型去套以后，你就会发现为什么我不讲一方一药？比如说少阴病，少阴病有热用交泰丸，如果心火很重的，我们用茯苓苦参汤，就是用大剂量的苦参去清心火，因为黄连治疗的是不挟湿的，苦参是挟湿的。用了苦参以后有什么弊端吗？用了苦参以后影响消化，他不想吃东西，太苦了，用茯苓拮抗一下苦参。然后，如果单纯是个血虚，心火不能下行，用黄连阿胶汤。

还有个少阴精亏的失眠用防己地黄汤。这个精亏，比如雌激素水平低了，你知道女性为什么比较安静吗？因为雌激素是个镇静剂。黄连阿胶汤为什么用鸡子黄？鸡子黄里面含有大量的胆固醇可以合成雌激素，发挥镇静作用。女性到了更年期，雌激素一撤退，她情绪波动很大。怎么办？用我们的验方并济饮补充她的雌激素，并济饮就是中医补充雌激素的方剂。雌激素低了她就容易低钙，低钙就容易腿抽筋，钙有镇静的作用。如果她绝经期雌激素低了，她又伴有腓肠肌痉挛、抽筋，说明她低钙，低钙会导致兴奋性增加。你给她补点儿钙，就把木瓜煎合上去。为什么我不教大家方呢？因为方是死的，人是活的。

我们有门课叫"吴门验方"，验方中与失眠相关的有以下几个处方：

合欢汤：治少阳的失眠，有抑郁症，他早上醒得早，抑郁症也早醒。

八味回阳饮：治"少阴之为病，脉微细，但欲寐也"，整个白天都很困，晕乎乎的。

栀豉升降饮：胃气不降导致的失眠，《黄帝内经》讲的胃络通于心。

茯苓苦参汤：治少阴湿热重的失眠，如果黄连还不够，舌苔比较黄腻，厚腻，湿热都重的时候就用苦参，大剂量的苦参去取代黄连，30g苦参下去，很快都能入睡。但是要记住，苦参太苦不能久用，伤脾胃，好多人吃了受不了，只要他睡眠一好赶快给撤了，用的时候再加陈皮、茯苓，这些来监制一下，或者再加炙甘草、蜂蜜，监制一下。

并济饮：当人体雌激素水平低了，兴奋性增加，不睡觉，疯疯癫癫的，尤其以更年期女性居多。然后雌激素水平低，腿抽筋，低钙，低钙兴奋性增加，就用木瓜煎，木瓜、吴茱萸都是解痉的药，然后用牡蛎补钙，用补骨脂补充雌激素，解除腓肠肌的痉挛。把这些药合进治疗失眠的处方里，这个并济饮和木瓜煎都属于少阴病。

注释

①陈抟（871—989），字图南，号扶摇子，赐号"白云先生""希夷先生"，仙逝于华山张超谷，享年118岁。北宋著名的道家学者、养生家，尊奉黄老之学，著有《麻衣道者正易心法注》《易龙图序》《太极阴阳说》《太极图》和《先天方圆图》等。

②耗散结构理论：耗散结构理论的创始人是伊利亚·普里戈金（Ilya Prigogine）教授。耗散结构理论可概括为：一个远离平衡态的非线性的开放系统（不管是物理的、化学的、生物的乃至社会的、经济的系统）通过不断地与外界交换物质和能量，在系统内部某个参量的变化达到一定的阈值时，通过涨落，系统可能发生突变即非平衡相变，由原来的混沌无序状态转变为一种在时间上、空间上或功能上的有序状态。这种在远离平衡的非线性区形成的新的稳定的宏观有序结构，由于需要不断与外界交换物质

或能量才能维持，因此称之为"耗散结构"（dissipative structure）。

③偶联：偶联反应（coupling reaction）也作偶连反应、耦联反应、氧化偶联，是由两个有机化学单位（moiety）进行某种化学反应而得到一个有机分子的过程。

④胚胎抗原：胚胎抗原是指在胚胎发育阶段由胚胎组织产生的正常成分，在胚胎后期减少，出生后逐渐消失，或仅存留级微量。一类在正常情况下仅表达在胚胎组织而不表达在成熟组织上的蛋白质分子，也表达在一些肿瘤细胞表面，可能是相应编码基因脱抑制的结果。但当细胞癌变时，此类抗原可重新合成而大量表达。胚胎抗原可分为两种，一种是分泌性抗原，由肿瘤细胞产生和释放，如肝癌细胞产生的 AFP；另一种是肿瘤细胞表达的膜抗原，如结肠癌细胞表达的 CEA。

⑤甲种胎儿球胎蛋白：是胚胎肝细胞合成的一种血浆蛋白质，出生后 AFP 基因沉默，因而健康人血浆中难以检出 AFP。

⑥胚系基因：主要指单倍体生殖细胞和干细胞中所含有，未发生重排的全部基因。如免疫球蛋白基因和 T 细胞受体的 V、D、J、C 基因等。

参考文献

［1］彭文珍，吴雄志，曾升平，等. 附子多糖诱导人早幼粒白血病细胞分化研究［J］. 职业卫生与病伤，2003，18（2）：123-124.

［2］Chen D，Ma F，Liu XH，etal. Anti-tumor effects of ephedrine and anisodamine on SKBR3 human breast cancer cell line［J］. African Journal of Traditional Complementary & Alternative Medicines，2015，13（1）：25.

第五章　脏象概论

　　人体的构造是藏象、气血精津液和经络。古人不名脏象，而名藏象，藏之于内，形之于外，故名藏象。藏代表结构——藏在内部的心、肝、脾、肺、肾；象指功能——中医讲五脏功能，西医讲八大系统。

　　学习中医，首先要会"象"，第一是取象，比如摸脉的脉象；第二是比象，比如天人相应、取类比象；第三个是意象，要在自己脑中能够成像。一般来讲，取象要会看舌头，舌象是什么样子的？白、黄、厚、薄、大、小要会看，如果这个都不会看，别说 28 部脉，就是连 12 部脉都摸不出来，浮、沉、迟、数都分不清，所以要会取象。然后，有了中医的思维还要会去比象，关于意象，我们这里不讲。要记住"象"的核心就是察外知内，通过象去推测脏，又叫藏，藏之于内，察外知内。

一、察外知内

　　中医讲求察外知内，有其历史原因和时代背景。其实从现有的文物中发现，中医外科最早并非始于华佗的麻沸散。在周代中医就已经开始手术，考古发现的周代尸体，已有颅骨被打开然后再长合的骨痂。商周时期出土的尸体上，也已有骨折的内固定的痕迹。可见，在汉代以前，中医是有解剖的，也是有外科的。但是，汉代开始独尊儒术，倡导"身体发肤，受之父母，不敢毁伤，孝之始也"，解剖变成了一个秘密的行为，不能再堂而皇之地去做。导致中医解剖学与中医外科学受到了很大的阻滞，中医外科从此就不能解剖了，只能通过察外知内，通过象去推断脏，这就形成了中医的脏象学说。

由象去推测脏，推测到心、肝、脾、肺、肾的结构不是真实的结构，就像"黑箱理论"中的电路一样，每次输入100W，只要它每次都输出80W，至于黑箱里是串联还是并联并不重要。再比如我提出一种模型，实际上这个模型可能是不真实的，或者和真的实际情况是不一样的，但是我只强调应用，只要每次输入100W，每次都能输出80W就可以了，里面的真实结构我并不关心。同样中医是用象去推测脏，只要取的象和每次推测出来的脏都能够吻合，而且能够指导临床就行。因此，中医的五脏实际上与西医的8个功能系统不能一一对应就是这个原因。借鉴我们前面讲述的耗散结构，它需要5个支点建立五脏学说，它形成的大概时代背景就是这样。

东方的思维是象思维，西方的思维是逻辑思维。大约与孔子同时期，西方出现了亚里士多德，他建立了一个学科——逻辑学。在逻辑学的基础上，发展出了现代科学。比如数学、物理、化学都基于概念、推理和判断，而概念、推理和判断来自于亚里士多德的形式逻辑。

中国传统的文化，从商周时期开始走上了另一个方向——象思维。类比思想、取类比象、察外知内都属于象思维。逻辑学不承认象思维是一种科学思维。因为象思维的取类比象（同一类事物具有相似的表现）不一定正确。比如，一个能够站着走的哺乳动物是人，两个能够站着走的哺乳动物是人，3个能够站着走的哺乳动物还是人，所以站着走的是人，这是取类比象。所有站着的都是人吗？不见得，狗经过训练也能站着走。取类比象有时会得出一个错误结论。另外，两个事物之所以成为两个事物，有相同的特点，也有不同的特点，否则就是一个事物。比如两个正常的人，这个人有眼睛、鼻子、嘴巴、耳朵、眉毛，另一个人也有眼睛、鼻子、嘴巴、耳朵、眉毛,这是取类比象,这是正确的。但是,与第三个人比较,这个人有眼睛、鼻子、眉毛、嘴巴、耳朵,第三个人也有眼睛、鼻子、眉毛、嘴巴、耳朵,这个人没有喉结,第三个人应该也没有喉结,这就错了,因为这是女生没有喉结,第三个人是男生有喉结。可见,取类比象得出的结果不一定都是对的。

取类比象有联想思维,可以极大地扩展思维特征,使思维具有很好的延展性。有人讲中医天马行空,一人讲一套理论,这就是源自于东方传统的思维方式。西方人经常辩论,在罗马时期就经常辩论。而东方人很难辩论,如果两个形象思维的东方人进行辩论,基本上是鸡同鸭讲,鸡讲鸡的,鸭讲鸭的,辩到后面要么打架、要么生气,这是很困难的一件事情。逻辑思维就容易辩,因为逻辑思维基于概念、判断和推理,是非很清晰。

二、胚层图

讲藏象,要先讲这张胚层图(图5-1)。如果把这张图看明白了,就能理解中医的藏象学说,这些器官系统归类到中医的藏象系统一个很重要的原因,就是与它在胚胎的发育有关。

人类的受精卵,卵裂形成三胚层。

首先看内胚层。内胚层形成了原肠[1],原肠主要发育成消化管。原肠形成一个胚芽,这个胚芽分两支,一支是肝脏和胆囊,一支是胰腺,所以肝、胆、胰来自于同一个胚芽,都属于少阳的范畴,急性胰腺炎可用大柴胡汤治疗。如从组织发育学上理解,就会明白中医把肝、胆、胰归在一起的道理。

原肠生出另一个胚芽,一支形成了气管、支气管和肺,还有一支是甲状腺和胸腺,它们都在同一个胚芽上。我们治疗胸腺瘤用张锡纯的升陷汤。因为它们的功能是近似的,胸腺产生免疫细胞,甲状腺促进代谢——营养物质与空气中的氧相结合，产生二氧化碳和能量。同一个胚芽生出的肺、胸腺、甲状腺，它们的功能是近似的。

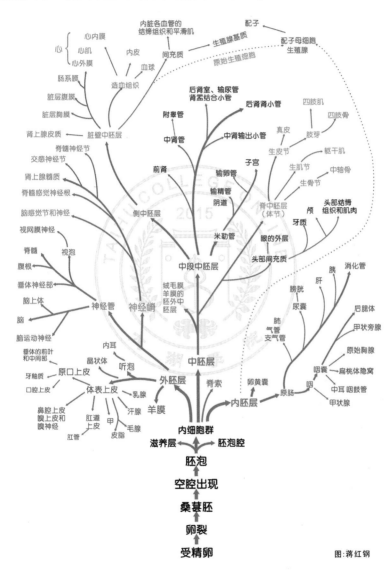

图：蒋红钢

图 5-1 胚层示意图

再来看中胚层。中胚层分为 3 部分：脊中胚层、中段中胚层和侧中胚层。其中，脊中胚层形成了体节②。体节可用来解释中医的针灸和经络穴位。正因处于同一体节，所以在与器官没有关系的穴位上针灸，会影响到这个器官。举个例子，下肢有个穴位叫足三里，与肠胃在同一个体节上。针灸刺激足三里，经神经传递后能促进胃肠的蠕动。在经络章节会详细讲述经络的本质与体节的关系，这里不再展开。

中段中胚层的米勒管形成了阴道、子宫、输卵管、输精管。由于男女性别不同，男性是输精管，女性是输卵管。中段中胚层的分支形成了肾、睾丸。整个中段中胚层都是中医讲的"肾"。西医不理解明明是卵巢，为什么说是"肾"？肾属于泌尿系统，卵巢与"肾"有什么关系？其实是有关系的，中医讲的归属在一个脏器上的器官，在组织胚胎发育的时候有密切关系。

侧中胚层发育成了脏壁中胚层。脏壁中胚层发育出了心脏与造血组织。心脏与造血组织是由同一胚层脱化形成的，所以心主血脉。肠系膜、腹膜、胸膜与心脏也有关。中医的葶苈大枣泻肺汤治心衰，也治胸水、腹水。葶苈子能够强心，抑制水通道蛋白。之所以能够同时治疗多种疾病，因为心、胸膜、腹膜都是由脏壁中胚层发育来的。

最后来看外胚层。胚外外胚层的内容较少，不再细讲。外胚层分出了体表上皮。体表上皮生出了很多组织，汗腺、乳腺等都属于体表上皮的范畴。我们讲乳腺病属太少两感证，可用阳和汤。外胚层还形成了神经管和神经节。神经管和神经嵴成为整个神经系统重要组成部分。神经系统和体表上皮来自于相同的胚芽。

在胚胎发育的时候，起源越相近，在中医的五脏归属上就越会把它们的功能都归在同一个脏上。但是，在发育的过程中它有些交叉，有些迁移到别的地方，这就使得同一个西医的解剖部位可以归到中医几个脏的情况，也就使得同一个西医的解剖部位和中医的几个脏有关。因为在发育的时候，这个部位迁移到不同的胚层，形成了中医藏象学说的一个基本的物质基础。

同一个胚芽的发育对针灸学的形成，有着深层次的影响。中医讲的经络有它的物质基础，之所以找不到是因为过于强调中医的知识，一定要在西医的知识体系之外找到针灸的物质基础。在西医的知识体系之外没有物质基础，它就在西医的知识体系之内。如果排除了西医的知识体系，认为西医解剖学与经络没关系，就找不到经络的物质基础。经络是实际存在的，研究不出来是因为没有中西融合，中医、西医是两种表述方式而已。

注释

①原肠：由原肠胚内层形成的腹壁称为原肠，其内腔称为原肠腔，也有将后者称为原肠。

②体节：邻近脊索两侧的中胚层细胞形成两条增厚的细胞索，称轴旁中胚层，随后，轴旁中胚层断裂呈左右对称的细胞团块，称体节。

第六章 脏象 肝

肝的功能有3个：第一，疏泄，肝的疏泄影响边缘-平滑肌系统，也影响边缘-下丘脑-垂体系统；第二，藏血；第三，少阳主风与火，也就是调控机体免疫应答，这与正邪相争有密切关系，也是少阳病的特点。

一、肝主疏泄

中医讲的肝主疏泄，最主要的作用部位是边缘-平滑肌系统，在大脑靠近丘脑的部位叫边缘系统，边缘系统又能够控制机体的平滑肌。边缘系统通过控制人的情绪，肝的疏泄功能就能影响人的情绪，情绪通过边缘平滑肌系统影响我们全身。比如，情绪导致血管平滑肌收缩，从而血压升高；情绪导致阴茎血管收缩不能舒张，出现阳痿而不能够同房；情绪导致冠状动脉的收缩，出现冠脉综合征；情绪导致肠道平滑肌的收缩，出现胃肠神经官能症、肠易激综合征，这是有些人一遇到考试就要拉肚子的原因。

肝的疏泄功能作用的靶点就是边缘-平滑肌系统，很多疾病与它有关系：第一，血液和津液的运行，血液和津液主要就是血管和淋巴管；第二，脾胃的运化与胆汁的分泌；第三，还有排卵、行经与排精，因此，治疗阳痿常常要去解痉。

如由于支气管平滑肌痉挛引起的哮喘或者喘息性支气管炎，也是从少阳去解痉，吴门验方痉咳汤就是从少阳疏风解痉，药物选用全蝎、蜈蚣、芍药等。

如慢性胆囊炎、胆结石，也从少阳出发，通过边缘系统扩张平滑肌，促进胆管扩张、胆汁排泄，排出结石，例如选用柴胡、白芍、枳实、甘草，其中芍药可以用到50g。

如尿路结石，结石要排出就要下行，就必须扩张输尿管，一般扩张到1.0cm左右才有利于结石排出，可以用沉香、木香、槟榔、芍药、乌药等药物解痉。如果结石长在肾下盏，要让它排出来，用真武汤或者附子汤再加升麻升提一下。如果结石比较大，有0.8cm，而平时输尿管只有0.5cm，需要把它扩张到1.0cm怎么办？就用沉香、木香、槟榔从少阳去治，输尿管一扩张，小便一冲结石就可以排出来。如果受结石撞击，局部疼痛就会导致平滑肌的收缩，所以第一要解痉，第二可能发炎，可以用瞿麦、白花蛇舌草清热，缓解炎症。如果结石在体内粘连、固定，可以加土鳖虫、水蛭、桃仁等这类药活血，促进结石运动。

可见只要是涉及边缘-平滑肌系统的疾病，都可以从肝去治，与在哪个部位没有关系，从头到脚只要涉及边缘平滑肌系统的解痉，都可以从少阳去治。

五磨饮子中沉香、木香、槟榔、枳实、乌药五味药治什么？治疗一紧张就要腹泻，一紧张就便秘，这是边缘-平滑肌系统影响所致。比如四逆散为什么可以治疗手脚冰凉？因为血管平滑肌收缩，外周血液循环差，四逆散能缓解血管平滑肌痉挛。如果你看到一个人说话的时候是高度紧张的，脸部的肌肉都在抽搐，看到这种表情就是边缘-平滑肌系统紧张，虽然脸部的肌肉是骨骼肌，其实边缘-平滑肌系统同时控制骨骼肌、平滑肌和心肌，一般情况下，内脏疾病平滑肌最常见。

图6-1所示，右边的心脏心肌肥厚，心肌肥厚用西医的术语叫作心室的顺应性降低，实际就是肌肉太多，心脏不能舒张，由于心肌肥厚引起的这种心肌肥厚梗阻性心衰用真武汤治疗的效果不好，

要用鸡鸣散。

鸡鸣散

木瓜 槟榔 吴茱萸 桔梗 紫苏叶 生姜

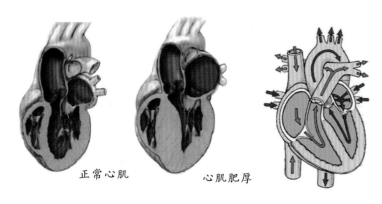

正常心肌　　　心肌肥厚

图6-1　鸡鸣散治疗心肌肥厚梗阻性心衰

鸡鸣散为什么有效？因为方中木瓜、槟榔、吴茱萸可以解痉，促进心脏的舒张，心脏舒张后血液才能够回流，充分的舒张之后才能够收缩。鸡鸣散就能治疗心肌肥厚梗阻性心衰，这种心衰可以导致肺循环和体循环功能减退，用桔梗、苏叶改善肺循环；用苏叶、生姜改善体循环。由于心衰以后胃肠瘀血，患者饱胀不想吃东西，就用苏叶、生姜，苏叶既入肝经又能开胃。

其实后面几味药没有这个方也有效，关键是前边的几味，木瓜能够解痉，王孟英治疗霍乱就是用木瓜；槟榔理气解痉；木瓜煎就用吴茱萸解痉；这些药配伍就能够促进心脏的舒张，然后加强心脏的收缩，血就泵出心脏去周行全身。这种肥厚梗阻性心肌病，有个问题是血出不去，是怕用强心苷的，因为瓣膜狭窄血出不去，用了强心苷之后，心脏强力收缩血液又泵不出去，患者会很难受，风湿病瓣膜狭窄的心衰同理不能够用真武汤去强心。要从厥阴去解痉，增强心脏的舒张，虽然在治肝，其实连心病都能治。所以，边缘-平滑肌系统不局限于某一个脏，也不局限于中医或者西医讲的某一个部位，只要按照这套理论去治疗都是可以的。

二、肝与免疫

中医的肝包括胆，隶属少阳，有3个作用：①少阳作用于边缘-下丘脑-垂体，这个系统会影响内分泌。②少阳作用于边缘-自主神经-平滑肌系统，平滑肌系统分布全身。③少阳还能够影响免疫系统，这个与风和火有关系，一个是化热，一个是过敏。它的分布主要是影响免疫系统，通过平滑肌系统也会影响风。

边缘平滑肌系统控制人体自主神经，控制全身的平滑肌，下面是下丘脑，下丘脑控制机体的垂体-靶腺。所以，与内分泌有关的很多疾病还可以从肝论治。比如一位处于经期的女性前一天跟老公打架，第二天早上月经就停了，这就是受下丘脑-垂体系统的控制，通过下丘脑连接到垂体-靶腺轴上去。所以，肝脏主要是通过边缘平滑肌和下丘脑-垂体-靶腺轴这两个系统来起作用。

1. 少阳脉弦细

《伤寒论》条文的脉证提纲里面有一条补充的提纲："少阳病口苦咽干目眩也。"之后又讲了"伤寒，脉弦细，头痛发热者，属少阳"，《伤寒论》这个条文说的"脉弦细"就是肝脏通过边缘-平滑肌系统导致血管紧张素增加，血管的平滑肌收缩表现为弦脉。为什么可以细呢？如果血流的循环动力不是很强的话，由于血管平滑肌收缩，脉就可以变得更细，这就是弦细脉形成的基础。

2. 肝为罢极之本

《黄帝内经》说"肝为罢极之本"，它就和机体的骨骼肌有关。患肝病的人可以有两个表现：第一，四逆，手脚冰凉，这是外周的血管收缩以后，外周的血供不良，并不是阳虚；第二，出现乏力，总觉得没有力气。

如果一个患者说：大夫，我感冒了，浑身不舒服，头重脚轻，肌肉也疼，还发烧，觉得乏力不想吃油荤。此时你就要问他有无咳嗽和流清鼻涕，如果这个人有显著的乏力和厌油，又不伴有咳嗽和流清鼻涕，就说明他的表证是太阳类证，他可能是个急性无黄疸型肝炎，不是感冒。但是，大部分中医会把他当感冒去治，给他开点柴胡桂枝汤就好了。其实他不是好了，他的急性黄疸性肝炎有可能转变成慢性肝炎；如果是甲肝治疗不及时，可能出现爆发性肝衰竭死亡导致医疗事故。感冒应该伴有流清鼻涕等卡他症状，如果是太阳类证，是没有卡他症状的。虽然有发烧、一身疼痛感觉像感冒，但是患者很困重、没有力气、厌油且不伴有卡他症状，既没有流清鼻涕也不咳嗽，所以他没有呼吸道病毒的感染。"肝为罢极之本"，厌油和乏力是急性肝炎发作导致的。这种黄疸型肝炎与感冒区别的办法有很多：黄疸型肝炎往往鼻两侧是黄的，舌的边缘是肿大的，看到舌边肿大就知道他的肝脏肿大；还可以触诊，敲敲他的肝区疼不疼，如果疼就要考虑肝炎，让他查查肝功能。为什么很多时候容易误诊，就是因为诊断者的基础理论不过关，有时候即便你把患者治好了，你也不知道是怎么好的，也有可能把急性肝炎治成了慢性肝炎。如果用柴胡桂枝汤，当中加 9g 人参，那么要小心"实则阳明"，可能由于扶正使正气出来，正邪激烈相争转为阳明病的大柴胡汤证，一个无黄疸型肝炎就变成了黄疸型肝炎或者是肝衰竭。

小柴胡汤的机制，《伤寒论》条文这样描述："血弱气尽，腠理开，邪气因入，与正气相搏，结于胁下，正邪分争，往来寒热，休作有时，嘿嘿不欲饮食，藏府相连，其痛必下，邪高痛下，故使呕也，小柴胡汤主之。"什么是"邪高痛下，故使呕也"？就是肝脏病容易形成胆囊炎，这是慢性肝炎常见的一个并发症，它疼痛的位置在墨菲点（图6-2），是由慢性肝脏疾病引起的。"邪高痛下，故使呕也"，主要在讲正邪相争是少阳病的一个特殊的机制。

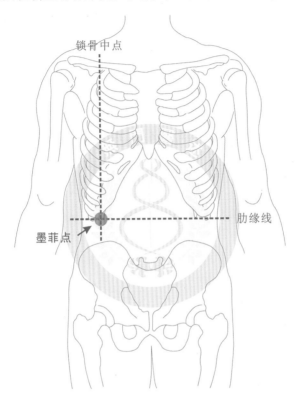

墨菲点：人体右上腹肋缘与锁骨中点垂直线的相交点。
此点是检查胆囊是否肿大的反应点。

图 6-2　墨菲点示意图

3. 风与火

　　肝脏管风与火，因为"厥阴之上，风气治之""少阳之上，火气治之"，中医讲的肝包括胆，风与火就管：第一，边缘系统-下丘脑-垂体系统；第二，边缘系统-自主神经-平滑肌系统；第三，免疫系统，包括库普弗细胞[①]。

　　食物从消化道吃进去，消化道将食物降解为酶和氨基酸，它没有抗原，不会导致过敏，但是，当消化功能不好的时候，这些蛋白质没有经过完全、充分消化就被吸收到了肝脏，第一，容易引起过敏，故脾虚的小孩过敏的人很多；第二，即便消化功能不好，到了肝脏，在肝脏好的时候可以诱导耐受，不发生过敏；第三，如果是肝气不调的人，这些没有消化的蛋白质到了肝脏，就容易引起过敏。所以，治疗过敏可以从肝脏去治。

过敏属于风，过敏煎中柴胡、芍药、甘草、乌梅、荆芥、防风等都可以加入，没有荆芥有防风那是祝谌予老先生的过敏煎。张景岳的正柴胡饮治感冒效果也很好，过敏煎和正柴胡饮是什么关系？正柴胡饮去掉陈皮、生姜就是过敏煎，正柴胡饮里既可以用银柴胡也可以用柴胡，过敏煎加陈皮、生姜就是正柴胡饮，芍药不够，加点乌梅、五味子；如果有热还可以加点黄芩；有寒加细辛；用了防风，还可以加荆芥也能抗过敏；因为抗过敏的药能够抑制组胺的释放，能够减轻感冒的鼻塞症状，西医治疗过敏用扑尔敏，感冒的卡他症状主要原因就是组织胺生物活性介质的释放导致了鼻腔的水肿和分泌物。所以，张景岳的正柴胡饮也有效，这些都是治风，可以从少阳去治。

当然以上是外风，从少阳去治外感病也是一种很特殊的办法，还有过敏起皮疹，祝谌予的过敏煎都是从少阳去治。为什么从少阳去治？因为肝主风。除了外风，还有内风，就是中医讲的肝风内动。比如说高血压，血管收缩，上虚下实，都与风有关系。

这里要强调小柴胡汤与免疫的关系。在治疗肝病的时候要记住肝病的特点，小柴胡汤用黄芩是清热的。肝病的特点主风、主火，即厥阴肝主风，少阳胆主火。所以，用黄芩清热，但用人参扶正就容易生火，因为正邪相争则热象就会出来，小柴胡汤的特点是调平法，用药很平和。如果免疫应答过强，这时候是不能用人参的。假如是一个大柴胡汤证的肝炎，人参一定不能用，容易引起爆发性肝衰竭，因为正邪相争太过剧烈了。"发汗后，身疼痛，脉沉迟者，桂枝加芍药生姜各一两人参三两新加汤主之"，发汗以后出现一身疼，就是干扰素分泌增加引起的。感冒以后身疼痛就是干扰素分泌增加，干扰素的副作用是出现流感样症候群，身疼痛就和干扰素有关。如果治肝炎的话，这时切不可再扶正。同样西医在使用干扰素治疗肝炎的时候，有一个很重要的指征就是要求胆红素要正常，如果胆红素升高说明肝脏的解毒功能受损，炎症的反应过于剧烈，继续用干扰素就会导致肝衰竭，造成患者死亡。中医的茵陈蒿汤里没有人参也是这个道理。"实则阳明""阳道实"，是指大柴胡汤证，小柴胡汤证合并阳明腑实就是大柴胡汤证，大柴胡汤除了加枳实、大黄，还有一个很重要的变化就是去人参，因为这时候不能再去扶正。

"虚则太阴"就是柴胡桂枝干姜汤证，加桂枝、干姜去补太阴。柴胡桂枝干姜汤用天花粉，因为天花粉能保肝，一味天花粉就可以降低转氨酶，30g天花粉就降转氨酶。所以，小柴胡汤证渴者去半夏加天花粉，因为天花粉止渴又走少阳经，还能够保肝。

在用小柴胡汤时，要把小柴胡汤放在中间，"实则阳明"用大柴胡汤，"虚则太阴"用柴胡桂枝干姜汤。这就是疾病模型带来的传变思想。在讲截断法的时候有一个六经传变图（图6-3），六经传变到了少阳，太过就传入阳明，"实则阳明"；要么就传入太阴，"虚则太阴"，柴胡桂枝干姜汤；然后是寒化传入少阴厥阴，或者热化从阳明过来传入少阴厥阴。这是肝与免疫系统的关系。

为什么少阳管火？太阳伤寒和中风的麻黄汤、桂枝汤，传阳明之前先要传少阳。比如，前面两天感冒之后鼻塞、流清鼻涕，第三天会咽部疼痛，那是病到了少阳，然后再过两天咳嗽、发烧，那就是传阳明了。所以，我们讲少阳为枢机，伤寒火化要经过少阳，我们在六经辨证的时候讲了，为什么"冬伤于寒春必病温"，因为冬天容易受凉，为什么春天病温？因为春天属木，火化是从少阳出来的，所以春天传染病多。

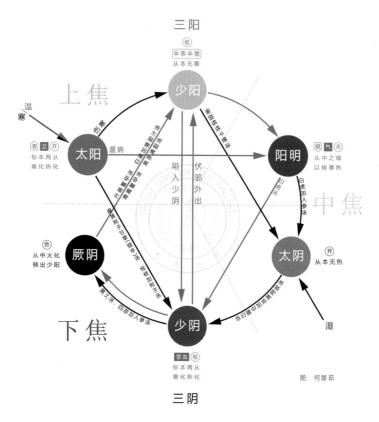

图6-3　六经传变示意图

　　机体的免疫应答在抗原提呈阶段，这些抗原提呈细胞是在肝脏发育的，一部分细胞留在肝脏，一部分细胞从肝脏里面跑到血管里，就是单核细胞，发生提呈抗原这个环节的疾病在肝脏就能解决，所以疏风可以用过敏煎这些药去治肝。抗原提呈给了 T 细胞以后（图6-4），T 细胞提呈给 B 细胞最后产生抗体，但是这个 T 细胞的活化受肾的影响，因为皮质激素影响 T 细胞的功能。

　　免疫学有个 Th 漂移理论，如果皮质激素水平低，Th2 应答升高，Th1 应答降低，即 T 细胞受肾影响。所以，阳虚的人常带三分表证，可以用太少两感证的麻黄附子细辛汤、麻黄附子甘草汤，阳

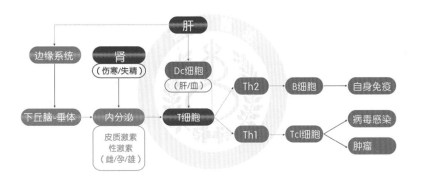

图 6-4 免疫应答过程示意图

虚的人容易过敏，就是因为阳虚导致了 Th 漂移。肝脏不好的人也会过敏，病因在抗原提呈细胞这里，位置与阳虚的不一样，阳虚受肾的影响，在下游，肝脏不好是提呈抗原这个环节，在上游。了解了这个原因，就明白吴门验方加减麻黄附子细辛汤，就是麻黄附子细辛汤加黄芩、郁金治疗过敏。因为阳虚的人过敏，肾不好我们从太少两感来治，同时也不忘治肝，所以加黄芩和郁金。

吴门的加减黄芩汤也能治疗过敏，它出自《伤寒论》里面的黄芩汤，黄芩、芍药、甘草、大枣。考虑到治肾，我们在黄芩汤中加了细辛，主要就是从肝和肾前后两端去治。很多时候肝和肾是相互影响的，五脏相移。当你明白这个道理，其实配伍机制很简单，处方也更灵活。

免疫应答过程（图 6-4），下丘脑影响垂体，垂体影响内分泌，内分泌影响皮质激素、性激素，进而影响 T 细胞。皮质激素、性激素甚至包括肾上腺素都有调节免疫的功能。为什么女性容易得自身免疫病？因为雌激素是个免疫活化剂，所以，女性容易发生自身免疫病，雄激素是个免疫抑制剂，所以女性寿命比男性长，这是原因之一。第二，孕激素是个免疫抑制剂，因为胎儿对母体来讲是个异物，即便有胎盘屏障，机体也要发生对胎儿的免疫排斥，需要进一步用孕激素来抑制机体的免疫应答，它会调节 T 细胞，然后影响我们导致自身免疫病、病毒感染、肿瘤，而这些都受 T 细胞和 B 细胞免疫应答的影响。T 细胞要活化，DC 细胞提呈抗原，单核细胞提呈抗原。而单核细胞又受肝脏的影响，它不是待在肝脏里，就是从肝脏里面出来，它是提呈抗原的，待在肝脏里的就是库普弗细胞。所以，肝脏影响提呈细胞，进而影响 T 细胞。此外，肝脏还可以直接通过边缘系统影响内分泌，影响 T 细胞。所以，治疗这些疾病记住抓住肝、肾两端去治。

《黄帝内经》讲"冬伤于寒，春必病温"和"冬不藏精，春必病温"。如果用麻黄附子细辛汤治疗过敏性疾病，觉得效果不好，收不了工，就要知道"冬不藏精"，要在麻黄附子细辛汤基础上加地黄、首乌。所以，吴门的加减麻黄附子细辛汤，加黄芩、郁金治肝脏，还可以加地黄、首乌来补肾，不仅要温，而且要补，这些都是套路，根据患者体质的寒热虚实加减即可。

三、肝的藏血功能

肝是如何藏血呢？西医认为血液的调节在肝窦，《黄帝内经》也讲"人卧则血归于肝"。白天人会做一些特殊的活动，这时候机体需要大量血液进行外周循环，即需要血液的高动力循环，血就从肝窦里面被释放出来；到了晚上，人要休息，机体不再需要血流的高动力循环，血液就回到肝脏，这方面中医、西医认识相同，都认为"人卧则血归于肝"。

肝藏血表现在：第一，凝血功能。肝脏能合成凝血酶，肝功能低下容易引起出血，肝硬化、肝癌经常表现为凝血功能低。第二，血小板的生成。因为促血小板生成素是在肝脏分泌、生成的。第三，红细胞的生成。肝脏有造血的功能。第四，雌激素在肝脏灭活。雌激素在肝脏灭活与肝藏血有关，因为雌激素能够引起毛细血管扩张，毛细血管扩张导致大小鱼际红，这是肝病的表现，但不一定就是西医讲的肝炎，中医一定是辨在少阳、厥阴。

少阳病有个特点就是肝不藏血，容易出血，"抓独法"讲过，大、小鱼际通红的就是少阳证。大家看图中的手除了大、小鱼际红（图6-5），还看到手心黄，这是少阳夹湿，对这类患者别开小柴胡汤，要开甘露消毒丹。

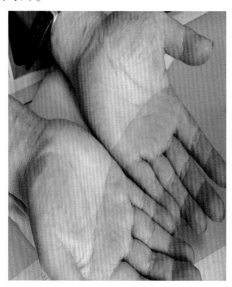

图6-5　肝掌

注释

①库普弗细胞（Kupffer cell）：指位于肝静脉窦内皮层的吞噬细胞，能够吞噬血液中的异物，细菌，染料及其他颗粒物质。

第七章　脏象　肺

肺的功能是司呼吸、朝百脉和主行水。肺司呼吸中西医说法一致，朝百脉就是呼吸系统和循环系统之间的关系。

一、肺主行水

肺主行水相当于西医的体液代谢，体液代谢的原因为出汗，中医发表的药物能够促进汗腺分泌汗液，比如麻黄能促进汗腺分泌汗液，能够抑制汗腺的钠离子的重吸收，钠离子重吸收就会导致水分的吸收，抑制钠离子的重吸收就会导致水分从汗腺排出。既能抑制汗腺钠离子的重吸收，也能抑制肾小球钠离子的重吸收，这是麻黄能发表行水的第一个作用。麻黄的第二个作用能扩张肾脏入球小动脉，导致肾脏的血流增加。麻黄发表出汗和肾脏排尿增加的功能是相似的，作用的靶点都相同，麻黄抑制汗腺钠的重吸收，导致汗腺排水增加，表现为出汗；抑制肾小管的钠的重吸收，导致肾脏的排尿增加，表现为利尿。因此麻黄抑制肾脏的钠的重吸收和抑制汗腺的钠重吸收是一个道理，都是排水，只是一个从外面排，一个从下面排。这就是中医讲的发表行水、肺主行水的机制。

二、肺朝百脉

人体的血液回流心脏靠两个泵，一个是心脏的负压吸引，心脏把血泵出去之后，心脏里面成真空状态形成负压，另一个是肺的呼吸影响胸腔的压力，一样会导致负压，称为呼吸系统的反吸作用，这是影响人体血液回心的主要因素。当然还有血管的收缩与肌肉的挤压，因为静脉的血管不像动脉能够搏动，主要靠静脉窦，通过肌肉的挤压，这是外周循环作用，中心就是心脏的负压和胸腔的负压，胸腔的负压就是肺气，这是朝百脉的第一个体现；朝百脉的第二个体现，是所有的血液都要经过肺循环，在肺循环过程中进行氧和二氧化碳的气体交换，再由胸腔的负压吸引把血抽回心脏，这是中医讲的肺朝百脉和主行水。

三、肺功能之间关系

肺的主要功能是司呼吸、朝百脉、主行水，这三者间的功能是相互影响。

第一，司呼吸和朝百脉的关系。肺呼吸的时候，一呼一吸，胸腔形成负压，形成一个胸腔泵，把血液抽回心脏，血液循环中最主要的泵是心脏，胸腔泵可促进血液回心。

第二，人体内有肾素-血管紧张素-醛固酮系统（图7-1），当肾脏入球小动脉血液供应减少的时候，会分泌肾素，肾素促进肝脏内分泌的血管紧张素 I 活化为血管紧张素 II，而血管紧张素 II 在肺脏活化成血管紧张素 III，血管紧张素 III 作用于血管，导致血管紧张收缩，外周血管压力增加。血管压力叫作脉，中医认为血脉，血指血液，脉指脉管。同时，血管紧张素 III 作用于肾上腺，分泌醛固酮，使水分增加，因为醛固酮导致机体排尿减少，出现机体水分增加。

从这里可以看到，肺的司呼吸、朝百脉和主行水这三者的关系是相互影响的。由于肺司呼吸，胸腔泵的作用促进血液的回心，血液中的氧和营养物质的交换也是在肺里，所以，肺朝百脉。

它一方面促进血液的回心，像潮水一样，另一方面，它进行氧

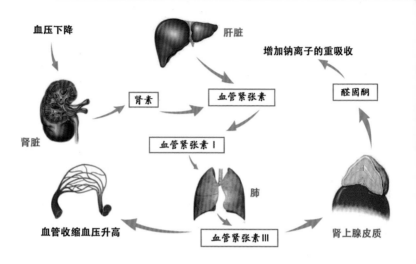

图 7-1 肾素-血管紧张素-醛固酮系统示意图

的交换。肺朝百脉还可以表现为血管紧张素Ⅲ的活化，在肺形成的血管紧张素Ⅲ促进外周血管张力的增加，血管紧张素Ⅲ又可以通过醛固酮作用于肾，导致机体的水分增加，这与肺主行水的功能有关系。

所以肺主行水的功能可以表现为两方面：一是它可以影响醛固酮调节尿量，二是它可以通过皮肤影响机体水分的蒸发。这两个都是调节水的，还有一个调节水的是呼吸，呼吸会带走水分，所以机体带走水分最主要的几条通路是皮肤、泌尿、呼吸，这些都受肺的控制。另外还有大便，肺与大肠的功能也相互有关系，也会影响机体的水液代谢。因此司呼吸、朝百脉、主行水就是肺的 3 个核心功能。

第八章 脏象 肾

　　肾主要有 4 个功能：第一个功能是藏精，中医认为肾藏精，主生长发育，即生殖内分泌功能；西医讲的肾脏和生殖腺是在胚胎发育的时候，两者有共同的起源，都由中胚层发育而来（图 8-1）；第二个功能是肾主骨生髓，是其造血与骨代谢功能，影响骨骼与造血；第三个功能是肾主水液，也就是肾脏的泌尿功能；第四个功能是肾主纳气，涉及激素和酸碱平衡。因为肾脏皮质激素能够扩张支气管，所以，肾不纳气引起的哮喘等可以用皮质激素进行治疗。另外，在呼吸衰竭的时候，肾脏可以通过泌尿功能来调节机体的酸碱平衡，进而改变呼吸衰竭的酸碱度。

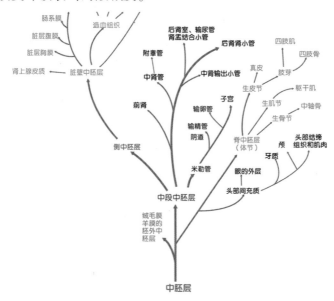

图 8-1　中胚层示意图

一、肾主水

肾主水就是血液经过入球小动脉流入肾小球，血浆中的水和小分子溶质，包括少量分子量较小的血浆蛋白，可以滤入肾小囊[①]（图8-2）的囊腔而形成滤过液，然后通过肾小管的重吸收作用，约有99%的水分被重吸收回血液，同时排泌氢、钾、尿酸及含有氨、尿素、氮、肌酐等毒素的各种代谢产物，而形成尿液。膀胱癌的一个诱因就是由于憋尿，憋尿之后导致尿中含氮物质刺激膀胱，诱发膀胱肿瘤；结直肠癌的一个诱因就是长期便秘，肠道内蛋白质等的腐败产物被吸收后刺激肠道，导致结直肠癌，可见中医讲的毒是存在的。

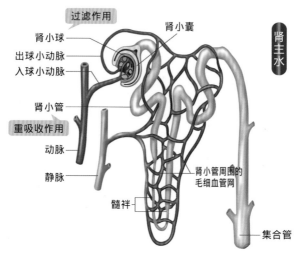

图8-2　血液循环示意图

二、肾藏精

肾藏精的功能主要是通过释放激素和抑制激素这两方面的调节来实现。下丘脑分泌促激素释放的激素如促甲状腺激素释放激素、促肾上腺皮质激素释放激素、促性腺激素释放激素等，这些促激素释放素刺激垂体分泌促激素，垂体的促激素再刺激靶腺分泌激素，这个过程如图 8-3 所示。

此外，还有生长激素释放激素及其抑制激素、泌乳素释放激素、黑色素细胞的抑制激素和释放激素，通过这些激素来调控功能，影响甲状腺、肾上腺和性腺这 3 个靶腺。生长激素调控生长发育。促乳素与促卵泡生成激素和促黄体生成激素有关，换言之，妊娠后期、产后女性泌乳靠的就是促乳素。但是，促乳素会抑制月经的生成，即中医所谓"有乳无经，有经无乳"，西医的闭经泌乳综合征就是这个原因。

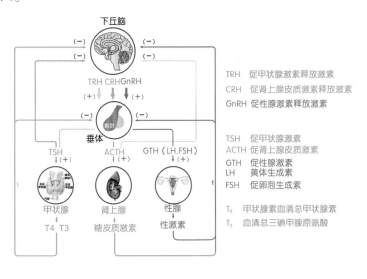

图 8-3 下丘脑-垂体-靶腺轴三大功能轴示意图

吴门验方通经汤用 60g 麦芽抑制促乳素的释放，用 60g 牛膝引经血下行，使经血不再上承于乳腺而下注于子宫，治疗闭经泌乳综合征效果很明显。因为麦芽能够回乳，所以麦芽能够抑制促乳素的分泌，用 60g 麦芽，60g 牛膝，一个抑制促乳素，一个引经血下行，患者吃药后很快月经就来了。

例如黑色素细胞刺激素抑制素与黑色素细胞刺激素释放素。当人肾虚的时候，肾上腺皮质激素分泌降低，促肾上腺皮质激素（ACTH）的分泌增加，促肾上腺皮质激素的水解片段能够刺激促黑色素细胞释放激素，促进黑色素细胞分泌色素，如果色素沉积于面部，称为黄褐斑；沉积于眼部周围，称为"熊猫眼"；沉积于耳朵称为耳轮焦枯。但无论表现如何，这些色素的沉着都是肾虚的表现。

中医讲的肾藏精，就是肾的生殖内分泌功能。在肾的生殖内分泌功能里要注意孕激素、雄激素和雌激素这 3 种激素的相互转化。雄激素、孕激素、雌激素都来自于胆固醇（图 8-4），以胆固醇为前体，通过侧链的缩短，先产生 21 碳的孕酮或孕烯醇酮，继而去侧链后衍变为 19 碳的雄激素，再通过 A 环芳香化而生成 18 碳的雌激素。换言之，胆固醇合成孕激素，孕激素合成皮质醇和皮质酮，孕激素合成雌激素和雄激素，其实它就是一个侧链的修饰，所以它影响激素都来自于胆固醇。

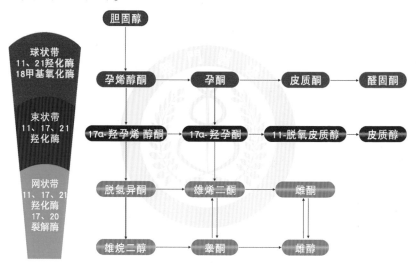

图 8-4 胆固醇合成激素过程示意图

雌激素有镇静作用，因此，黄连阿胶汤中用鸡子黄，就是通过补充胆固醇增强雌激素的合成发挥镇静作用。

三、肾主骨

肾主骨主要体现在：第一，下丘脑-垂体-靶腺轴的雌激素能够促进骨骼的代谢。在女性更年期以后，体内雌激素水平降低，她的骨骼代谢就表现为分解代谢，所以，绝经以后女性易出现腰酸、腿抽筋，易骨折，这是女性衰老的表现。我们前面讲过生、长、壮、老、已，从壮盛之后，人的分解代谢开始大于合成代谢，女性在"七七"之后，分解代谢增强，骨骼合成代谢减退，女性就开始衰老。

第二，骨骼中的钙和磷要通过肾脏代谢。骨骼中的钙和磷需要不断地更新，新的钙和磷需在骨骼中沉积，旧的钙和磷会通过小便排出去，通过小便排出的钙和磷直接影响骨骼中的钙和磷。血浆钙在骨里面沉积，骨里面沉积的钙也不断地溶解跑到血液，钙溶解到沉积，沉积到溶解，形成循环（图8-5），因为要生化，进入血液中的钙离子和由血液进入骨骼中的钙离子，是保持守恒的。血钙一方面从骨头中溶解进入血液；另一方面能从食物中获取钙，食物中的钙由小肠吸收进入血液；一部分通过肠系膜的血管分泌到肠道内，其中一小部分经过肠重吸收，其余的通过小便排出体外；肠道内食物中未被吸收的钙和从血管中分泌出来的钙在通过肠道的时候，一部分被重新吸收，一部分通过大小便排出体外。人的体内天天都在做这些简单重复的事情，其实生命就是这样。

慢性肾病的患者容易骨折，西医称之为肾性骨病。慢性肾病容易引起骨骼的病变，与女性更年期骨病一样，前面我们讲的验方并济饮和木瓜煎就是治这个疾病的。木瓜煎用木瓜、补骨脂补充雌激素，用牡蛎补充钙，用木瓜、吴茱萸解除痉挛。为什么用吴茱萸不用芍药？因为女人在"七七"之后是厥阴当令，吴茱萸是厥阴经的

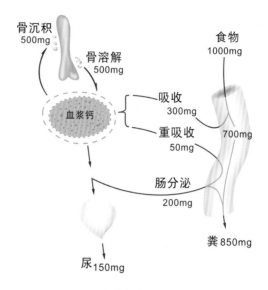

图 8-5　人体中钙的周转示意图

药，所以，用吴茱萸不用芍药；而生长痛的抽筋用芍药，属少阳经
的问题才用芍药。

四、肾生髓

第一，通过下丘脑-垂体-靶腺轴刺激造血，尤其通过雄激素。
男性的红细胞数比女性多，是因为男性雄激素占主导，雄激素造血，
所以男性血多。西医就用雄激素来治疗再生障碍性贫血，中医用海
马、淫羊藿等治疗，这些都是能提高雄激素水平的药。什么叫淫羊
藿？牧民为了让羊多发情，多产小羊，就把淫羊藿给羊吃，羊吃了
会发情，所以叫淫羊藿。人要想多生孩子也可以，只要提高雄激素
水平。所以淫羊藿提高雄激素水平可以治疗再生障碍性贫血。如果
把这个机制弄明白，西医用激素，中医用海马、海狗肾、淫羊藿治
疗贫血的道理都是一样的，就是直接补充雄激素，不外乎西医用的
片剂，中医用的是饮片。比如说鹿茸能够生精血，鹿茸其实是雄鹿

没有角化的角，雄鹿主是靠鹿角吸引雌鹿和其他雄鹿打架，鹿角越漂亮就越能吸引雌鹿，鹿角要长得好主要靠雄激素，因此，鹿角是雄鹿的性特征，鹿茸里含有雄激素，服用鹿茸能够补充雄激素，所以鹿茸能够生精血治疗再生障碍性贫血。

第二，肾不只是通过脊髓、雄激素来刺激造血，它还能够直接影响骨骼的造血。肾脏能够分泌促红细胞生成素，促红细胞生成素能够影响骨骼造血。促红细胞生成素和促血小板生成素肾脏都能够分泌，但是促血小板生成素是肝脏分泌的多；促红细胞生成素是肾脏分泌的多，所以肾病就怕芤脉。

如果有个患者说他尿频、尿急、尿痛，大家一般会开八正散或者小柴胡汤，但是不管你开什么处方，一旦摸着患者的脉是芤脉，就可能是慢性肾盂肾炎急性发作，也可能已经有了肾脏结构的改变，甚至可能已经有颗粒性肾固缩②，影响到了肾脏促红细胞生成素的分泌，导致出现了芤脉。所以，这个患者不是急性肾盂肾炎或者膀胱炎，按照张仲景的说法就要用猪苓汤，要用阿胶，张仲景还说"淋家不可发汗"，就是说肾盂肾炎可以出现表证（太阳类证），出现这种情况是不能发汗的。如果一个急性尿路感染证出现芤脉，我们首先要考虑是一个慢性肾脏疾病，不能开八正散，应该建议患者去做相应的检查，否则是会误诊的。

第三，精血同源。中医讲的精血同源的本质就是雄激素刺激造血，把这个问题想明白了，就可以想明白中医很多的方是怎么来的，比如金水六君煎用当归配熟地，左归丸、右归丸都是这个路子，这些都是套路。

仔细去体会肾精亏虚的人的脉象，很多人的脉都是芤脉。平时在临床上遇到患者的脉本身没有力气，脉可以细，可以迟，也可以沉，但是按下去觉得是空的，即便是沉脉，稍微再一按它也是空的，那么他的脉象就是兼有芤脉。所以，在补肾的时候加点当归，在养血的时候，加一些地黄，因为肾藏精生髓，精血同源。

　　骨髓中的造血干细胞[3]，它分化成红细胞、淋巴细胞、T细胞、B细胞和粒细胞，这是骨髓造血的过程（图8-6）。我们看少阴脉是怎么回事？"少阴之为病，脉微细"，微为阳微，细为阴细，它的根本原因在于肾脏，也就是中医讲的肾，我们说过肾上腺素可以使脉搏变得表浅，肾上腺素分泌少脉就沉；肾上腺素还可以增强心脏的收缩，所以肾上腺素水平低了，心脏收缩没有力气，脉就微；肾上腺素还可以增加心率，所以肾上腺素水平低了，脉就迟。

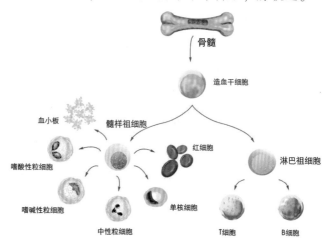

图8-6　骨髓造血过程示意图

　　因此，西医用肾上腺素来强心治疗缓慢性心律失常，也就是中医讲的脉沉、迟、微，其原因就是肾上腺素水平低了，在临床上对这种患者是不需要过分区别究竟脉是沉，还是迟或是微的，正常情况下，有很多患者三者是并存的，如果他没有出现三者并存，这总是有原因的，我们要去找他的原因。其实，我们摸脉都是大而化之的，明白脉的机制后，大体上摸着感觉就行。细是阴细，就是血容量不足，主少阴病。但是脉细不一定全是阴虚，也可能是阳虚，感受寒邪，寒性收引脉也会细；另外，少阳病，血管紧张之后脉也可以细，所以，我们说脉细的大部分原因是阴虚，这是套路并不排除其他情况。

五、临床应用

太阳病的麻黄汤，相当于西药的伪麻黄碱加解热镇痛药阿司匹林，再加 2.5mg 的激素泼尼松，外加祛咳片，所以，中医、西医开出来的都是这些药。如果此时患者脉不浮反沉，就要把桂枝去了加附子，也就是麻黄附子甘草汤。咳嗽的再加杏仁，如果二三日无症，不咳就不加杏仁，有症时再加。西医治疗这种体质人的感冒效果很快，一吃药感冒就好了，但是，如果患者是个阳虚的人，吃了这些药感冒治不好，与西医相比中医此时有优势，可以加附子，附子有强心的作用，能够增强心肌收缩，能够增强心率，可以治疗脉迟；附子还能够增强内源性的肾上腺素分泌，使沉脉变浮。阳虚型的感冒因为内源性的肾上腺素水平低了，炎症反应就不明显，所以患者不发烧，不发烧就不需要用桂枝去解热镇痛，如果发烧，也可以加一点儿桂枝。

少阴病的真武汤，真武汤能够治疗心衰，用附子强心，用芍药解痉，解除平滑肌痉挛，扩张血管，用茯苓利尿，用白术增强心肌收缩力，因为脾主肌肉，心衰以后胃肠道瘀血，脘腹饱胀食欲不振，用生姜促进胃肠道蠕动，还有发表行水的作用。西医也是这三板斧：强心、利尿、扩血管。但是，中医比西医多了一个白术，因为脾主肌肉，白术能够帮助附子增强心肌的收缩力，而心衰腹胀，胃肠道瘀血，不欲饮食，可加生姜促进胃肠道的蠕动。为什么选生姜？因为生姜还有行水的作用。因此，中医考虑得更全面。

乳腺癌的治疗，乳腺癌是太少两感证，肾虚用鹿角霜、淫羊藿补充雄激素和孕激素来拮抗雌激素，用地黄、肉桂调节下丘脑-垂体-靶腺轴，影响机体内分泌，这都是从肾去治；用川楝子、橘叶去治边缘系统，因为边缘系统控制下丘脑，所以要疏肝；最后用乳香、没药活血、抗雌激素。还可根据患者的情况调整，用这个方去治乳腺癌多少有点效。当然还可以用一些麻黄发表，我们治疗乳腺癌要疏肝补肾，还要用乳香、没药活血，加浙贝、白芥子化痰，麻黄发表治疗太少两感证，瓜蒌、全蝎、商陆等药都可以加进去。然后再根据患者的情况，有没有失眠、抑郁等，再调一调，乳腺癌治疗变化方法有几十种，太湖大学硕士班有一门课叫"阳和法"，当你把阳和法学会，乳腺癌就会治了。

在老年慢性支气管炎、肺气肿的缓解期有一个比较简单的处方，可以长期吃，用金水六君煎，二陈汤化痰，精血同源加当归、熟地填精。在缓解期长期服用能够增强肾的纳气功能，其实就是通过调节激素水平去抑制支气管哮喘和喘息性慢性支气管炎的发作。

注释

①肾小囊：是肾小管起始部膨大凹陷而成的杯状双层上皮囊，包绕在肾小球外。肾小囊分两层，两层之间有囊腔与肾小管的管腔相通。

②颗粒性肾固缩：是指肉眼可见双侧肾体积缩小，重量减轻，质地变硬，表面呈均匀弥漫的细颗粒状，切面皮质变薄，皮质与髓质分界不清晰的病变性肾脏。

③造血干细胞（hematopoietic stem cells，HSCs）：是血液系统中的成体干细胞，是一个异质性的群体，具有长期自我更新的能力和分化成各类成熟血细胞的潜能。

第九章　脏象　心

心脏主要有两个功能：第一，心主血脉，血管是一个封闭的系统；第二，心主神明，心藏血，血舍神。

一、心主血脉

心主血脉包括心、血和脉（图 9-1），血指的是血液，脉指的是脉管，心指的是脏象里面讲的心脏。

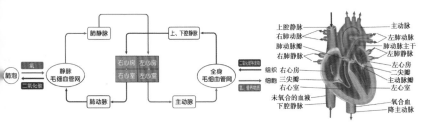

图 9-1　血液循环示意图

生理学讲的心，其作用相当于泵，将血液射入脉中，脉是周行全身的封闭血管系统，分为动脉与静脉：动脉血管壁可以收缩，静脉管壁不能收缩。心脏把血液射入动脉以后，通过微循环交换，血液由静脉回到心脏。血液流经全身的循环系统叫作大循环，流经肺部的循环系统叫作小循环。血液由心射入动脉，然后经过小血管、毛细血管（中医讲的络脉）回到静脉，再回到心脏，血液就在这个封闭的血管里面不停地循环。所以说脉是管腔，血是内容物，心是泵或者说是发动机，是血流的原动力。

心主血脉包括心脏的主血和主脉两个功能，中医脉诊的寸口脉法摸的就是心、血和脉。循环系统动力来源于心脏，心脏的收缩推动血液在脉管里面运行，所以脉诊就取决于心脏、脉管和血液。血管的张力和位置、血管的充盈程度、血液的流畅程度、心脏收缩的强度和频率等，都会影响脉。十二脉法在寸口脉摸出来的信息既包括心，又包括血和脉，是 3 种因素的共同表现。心电图也是这样，但是中医的脉象与心电图又有所区别，心电图主要反映心脏，不能反映外周血管和血流的情况，只单纯反映心脏收缩的强弱、快慢（图 9-2）。比如，QRS 波很低平的人就表现没力气的微脉，因此，中医脉象比心电图多了血流和脉搏的情况。如果单纯地看心脏的搏动有没有力气、次数的快慢、节律齐不齐，像促、结、代脉，我们去看心电图也是一样的。

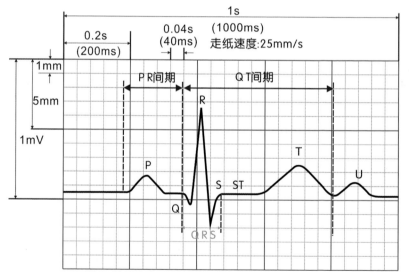

正常时，每次心动周期在心电图上都可以出现P波、QRS波群、T波和U波、P-R段、S-T段和T-P段，P-R间期和Q-T间期等

图 9-2　心电图各波段图

二、十二脉法

血管是一个封闭的系统，脉力的洪微、脉率的迟数是反映心脏情况的，脉床的大细、脉流的流畅度是反映血流情况的，脉管的弦软、脉位的浮沉是反映血管情况的。脉力洪微、脉率迟数还有脉象都是心脏的问题，血管的大、细，血管的弦、软反映血管的张力，脉位的浮沉主要是肾上腺素决定的。血管的位置、血管的大小和血管的张力，脉力、脉率以及血流流得快与慢，流得通畅不通畅，这些合起来就是十二脉法（图9-3），在临床上再分一下寸、关、尺，就基本够用了。而且应了解脉背后的病理、生理机制，通过摸脉可知道一个人的生理变化，知道哪个激素水平高了，哪个激素水平低了，那么，在诊断疾病时也就会更直接。

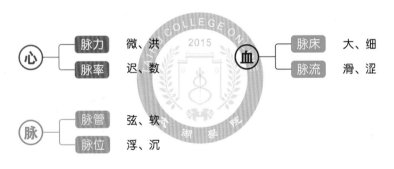

图9-3　十二脉法

脉力就是脉搏的力量，脉搏的力量取决于心的输出量，当心脏的原动力向外周血管不停地传导，就像水波一样，会越传越慢，越传越弱，心脏是波的源头，传导到寸口脉已经接近波尾，再往下就是络脉，所以我们摸到的脉有力或者无力取决于心的输出量，可见洪脉和微脉就是心脏搏动有力的脉和无力的脉。

脉率取决于心率，脉率和心率是一样的，对于正常人来讲，心跳 80 次，摸到他的桡动脉搏动也是 80 次，因为桡动脉的波是由心脏搏动传导过来的，波头搏动一次，波尾也搏动一次。所以，脉率其实就是心率，根据脉率的快慢分为数脉和迟脉。

脉床的大小取决于脉管里的血容量，血容量增加，摸到的脉就是大脉；血容量减少，摸到的脉就是细脉。当然，摸到的脉床本身是血管的大小，但是，血管的大小最主要取决于里面的血容量，血多了就大，血少了就细。比如，阳明病的大热、大渴、脉洪大，就是由于心脏射出来的血多，血液高动力循环，使得脉搏变大，就是我们讲的大脉；如果受寒血管收缩，脉也可以变为细脉；如果脉管没有收缩，血的内容量不足，就表现为芤脉。这里只是从大的原则上讲大脉和细脉。

脉流是指脉管里面的血液流动情况，血液流动畅快、便利的是滑脉，血液流动不畅快的是涩脉，滑与涩摸到的都是血的情况。

摸管壁的张力，张力增加的是弦脉，张力不够的就是软脉。还可以摸血管的脉位，血管位置高的是浮脉，低的是沉脉。

十二脉法中，脉力和脉率摸的是心力和心率，表现为微脉、洪脉、迟脉和数脉；脉床和脉流摸的是血管里面的血液多少和流动情况，表现为大脉、细脉、滑脉和涩脉；脉管的张力和脉管的位置反映的是脉管壁的张力和位置情况，表现为弦脉、软脉、浮脉和沉脉。所以心主血脉反映在十二脉法上，摸的是心、血、脉三者情况。

比如，心肾阳虚的脉，由于肾上腺素水平低，脉位变沉，常表现为沉脉；由于肾上腺素水平低心率减慢，同时也表现为迟脉；由于肾上腺素水平低，心脏的收缩力减弱，也可以表现为微脉。所以，心肾阳虚的人常常是沉、迟、微脉这 3 个脉象同时出现。因此，沉、迟、微脉背后的核心规律是肾上腺素水平低，肾阳虚的机制比较复杂，涉及很多方面，这里只是讲它的核心规律。如果一个阳虚患者，他的脉又沉又微，但是脉不迟，我们就要分析是什么原因导致了脉搏加快，是一个代偿性的脉搏加快？是否合并感染？我们一定要弄清楚脉搏加快的原因。

三、心主血脉的物质基础

心主血脉的功能还体现在心脏的内分泌作用。现代医学确定的心脏最主要的内分泌功能就是它能够分泌心房利尿钠肽①，也叫心房钠尿肽。心房利尿钠肽是由心房肌细胞合成并释放的肽类激素，是个小分子蛋白质，当心房壁受牵拉的时候就会释放这个激素。心房壁受到牵拉一般意味着：血管内血容量增多，中心静脉压升高。心房血液增多就会牵拉心房细胞，而心房细胞一旦受到牵拉，就会接收到信息：心房内血容量太多了。正常人的整个循环系统的血液大约是5L，当回心的血量增加，心房细胞受到牵拉，就会分泌心房利尿钠肽。

心房利尿钠肽作用的靶器官是肾脏，通过增加肾小球的滤过率，并抑制肾小管的重吸收，使得尿量分泌增加，从而减少血容量，使血液保持在5L。所以，心房利尿钠肽的主要功能就是利钠、利尿，调节循环血量。

心房利尿钠肽还可抑制肾的近球细胞释放肾素，抑制肾上腺球状带细胞释放醛固酮②，即能够拮抗肾素-血管紧张素-醛固酮系统③。因为肾素-血管紧张素-醛固酮系统能够收缩血管，当血液的血量增加后，血管就应该扩张而不是收缩，所以心房利尿钠肽能够拮抗肾素-血管紧张素-醛固酮系统，使血管扩张。血容量的增加，也能够拮抗交感神经系统，因为交感神经系统能收缩血管。扩张血管有降低血压的作用，如果血管里的血容量增加，而血管不能扩张，那么血压就要升高，所以，心房利尿钠肽能够舒张血管，抑制心脏，使心脏血液的搏出量减少，心率减慢，使得回到心房的血量减少，通过舒张外周血管，使血液更多地停留在外周血管。然后，通过利尿使血液中的水分更多地从尿液排出，这就是心房钠尿肽的作用。

心房钠尿肽的作用表现在心主血脉：第一，抑制心脏，使心脏输出减少；第二，扩张脉管，使外周血管血容量增加；第三，减少血液，通过利尿把血液的量减少。因此，心房钠尿肽是心主血脉的一个重要的物质基础。

当发生心衰的时候，回心血量增加，因为心室射出去的血量减少，心脏会启动心房利尿钠肽，当心房利尿钠肽启动后，会导致一个负反馈，使心衰不断恶化，因为它使搏出量减慢、减少，心率减慢，心输出量减少，这对心衰是不利的。这种心衰并不是血容量增加导致心房受到牵拉，而是血液从心房到心室，在心室血射不出去，是因为心衰，但机体会认为是血容量增加了，它会去抑制心脏而加重心衰。所以，心衰久了会形成一个慢性循环，越来越恶化，心脏功能变得越来越低，最后死亡。真武汤就能治疗心衰，真武汤作用于少阴病。而肾素－血管紧张素－醛固酮系统则属少阳病范畴，需用黄芩汤一类的处方，少阴、少阳为枢，把这两个问题想清楚了，我们就会明白很多的道理。

四、心主神明，心藏血，血舍神

心藏血，血舍神与人的能量代谢有关系。大脑占体重的2%却要消耗人体20%的能量，大家在这里听课觉得冷，我在这里讲课却大汗淋漓，因为不停地动脑子，大脑在快速运转的时候，会产生大量的能量，这就是中医讲的阳火，头上一团火。

心脏会通过血液系统去影响神经元的活动，这个问题在形气神讲过。心脏的作用，一个是主血脉，一个是主神明。主血脉是主血和脉，血是血管里的血流，脉是血管，血和脉是两个词。

注释

①心房钠尿肽（atrial natriuretic peptide，ANP）：是由心房肌细胞合成和释放的多肽。其心血管效应是使心率减慢，搏出量减少，心输出量减少，血管平滑肌舒张，外周阻力下降，动脉血压降低。

②醛固酮（aldosterone）：是肾上腺皮质球状带分泌的盐皮质激素。主要的靶器官是肾远端小管和集合管，主要作用于肾脏，进行钠离子及水分子的再吸收。

③肾素-血管紧张素-醛固酮系统：肾素-血管紧张素系统（renin-angiotensinsystem，RAS）或肾素-血管紧张素-醛固酮系统（renin-angiotensin-aldosteronesystem，RAAS）是人体内重要的体液调节系统。RAS 既存在于循环系统中，也存在于血管壁、心脏、中枢、肾脏和肾上腺等组织中，共同参与对靶器官的调节。在正常情况下，它对心血管系统的正常发育，心血管功能稳态、电解质和体液平衡的维持，以及血压的调节均有重要作用。

第十章　脏象　脾

脾的主要功能有两个：一是脾主运化，二是脾主统血。

一、脾主运化

脾主运化，即运化食物和运化水液。运化食物就是消化吸收功能，运化水液就是影响机体的水液代谢。

运化水液。比如：肠道水分吸收会影响晶体的渗透压，因此，与青光眼有关。苓桂术甘汤可以治疗白内障，对晶状体①、玻璃体②混浊也有效。阳气虚的人，当水饮泛滥表现为玻璃体、晶状体混浊时，用苓桂术甘汤有效。心主神明，明与视力有关，元神出，就可以看到外面的世界，"任物者谓之心"，故常治心阳不足用桂枝甘草汤，夹有水饮，面部会有水斑，再加白术、茯苓利水，这就是苓桂术甘汤。因此，晶状体混浊不见得都是肾虚，如果患者面部都是水斑（不是雀斑，也不是黄褐斑），是一个个黑色的、黄褐色的斑块，这是起自水饮痰湿，这种人都是体内有水饮，属于痰饮体质，就是苓桂术甘汤证，当这类人玻璃体混浊，要用桂枝甘草汤化水湿，痰饮是阴邪，桂枝可以起阳火，心主神明，光明一打开，看东西便清楚了，故苓桂术甘汤可以治玻璃体、晶状体混浊。

二、脾主统血

维生素 K 主要在肠道，由肠道细菌合成，主要受脾的功能影响，当肠道合成的维生素 K 减少的时候，患者容易出血，这个时候开一些健脾的药物就能发挥止血的作用。

维生素 K 分 K_1、K_2、K_3、K_4，天然的维生素 K 是脂溶性的，由肠道细菌合成的是维生素 K_2，而注射用的是人工合成的，方便静脉给药，所以注射用的人工合成的维生素 K_3、维生素 K_4 是水溶性的。

维生素 K 的作用：第一，止血，可以促进血液凝固。因为肝脏合成的 4 种凝血因子：凝血酶原、凝血因子 Ⅶ、凝血因子 Ⅸ 和凝血因子 Ⅹ，都与维生素 K 有关，需要维生素 K 帮助合成。第二，维生素 K 能促进骨骼代谢。维生素 K 能够参与 BGP（维生素 K 依赖蛋白）合成，BGP 能够调节骨骼中的骨磷代谢，促进骨磷酸钙的合成。《金匮要略》中有个方：肾着汤，就是甘姜苓术汤，由白术、干姜、茯苓、甘草组成，能够治疗脾虚的腰疼。想明白这个问题，就知道中医的肾着汤为什么能够治腰疼。一般来讲腰属肾，通常治腰疼从补肾入手，肾着汤治腰疼与中医讲的先天和后天有关系，后天能够滋养先天，先天也能滋养后天，中医有很多药方都是这样来的。第三，维生素 K 能够增强肠道的蠕动和肠液的分泌，维生素 K 少了，肠道蠕动减少，肠液分泌也会减少。

三、小肠属脾

中医的脾并不是西医的脾，西医的脾不能运化水谷，王清任说的脾闻声而动，一听见吃饭脾就跑出来开始动，帮助搅磨食物，这都是想象的，脾不可能跑出来搅磨食物，不能钻到胃上去搅磨食物。中医讲的脾主运化水谷的功能，实则西医的小肠功能。在《内经》中心、肝、肺、肾 4 脏的位置都有详尽的论述，心脏、肝脏、肺脏、肾脏的大小位置写得很清楚，独独对脾的位置和大小没有准确的描述。《素问·太阴阳明论》讲："脾与胃以膜相连耳"；《素问·金匮真言论》讲："腹为阴，阴中之至阴，脾也。"第一，"脾与胃以膜相连耳"，就是说它们是黏在一起的，西医的脾与胃是没有连在一起的；第二，"腹为阴，阴中之至阴，脾也"，这是脾在腹中的位置。故能够和胃连在一起的是小肠，整个小肠盘在肚子里面，从幽门相连，就是阴阳交泰的位置，是阴阳界，下面是阴界，上面是阳界，所以叫幽门。实际上这就是指脾，包括西医讲的小肠。

脾的功能包含了脾、胰、小肠三脏的功能，西医讲的脾、胰腺、小肠的功能整个都归在脾中，因为中医只有5个脏，西医有8个系统，所以有些功能归在一起。解剖之脾与脏象之脾，《内经》以后的医家多以为"脾居胃上，形如刀镰"，《难经》还有"脾有散膏半斤"，所以古人将解剖之脾归于中医藏象之脾，因为脾居胃上就像一个刀镰；《难经》指出脾有散膏半斤，那是指胰腺。所以解剖之脾、胰腺、小肠的部分功能都归在中医的脾里面，胰腺还有部分功能归在肝里面，就是少阳的大柴胡汤证。

中医讲脾气，脾主气，我们说这个人脾气好，或者脾气坏，其实脾和气有关系，中医治疗上常健脾益气，脾是人体的免疫器官。另外，中医还讲脾阴，脾阴是运化水谷的。唐容川说"津液尤是融化水谷之本""若脾阴不足，津液不能融化水谷""胃之化谷，乃胃汁化之，并有甜肉汁、苦胆汁，皆入肠胃化谷"。这个苦胆汁指的是胆汁，甜肉汁就是胰液，胆汁和胰液都入肠胃化谷，这里讲的入肠胃化谷，其实就是入肠，它不入胃，因为食物已经从胃下行到肠。"所谓汁者，即予所谓津液也"，在肠胃里还有甜肉汁、苦胆汁。脾阳就是运化水谷，脾阴主消化，脾阳主运化。故脾阳升清其实就是小肠的泌清，这两个功能是统一的。

为什么小肠属脾？"脾与胃以膜相连耳"，为什么脾与胃以膜相连？脾、胰、小肠均与胃以膜相隔，小肠之上口即胃之下口，中有网膜将胃与小肠相隔。

脾主腹：少腹属太阴，正好是小肠的位置，包绕着肚脐眼。《医述》论述说脾低而胃高，脾者，卑也，意思是说比较低的那块肉，月是肉，肉这里不只是肌肉的意思，是指人体，在人体里面属于比较低的那个位置；脾是"裨助胃气以化谷"，这是文言文最初的意思。既然与胃以膜相连又比胃的位置低，那就是小肠，故中医称之为太阴脾和阳明胃，太阴脾在阳明胃的下面。

《素问·太阴阳明论》曰"阳道实，阴道虚"，在功能上脾是阴道，阳明胃是阳道。阳明病的大热、大渴、大汗、脉洪大，痞、满、燥、实、坚，与太阴病的"腹满而吐，食不下，自利益甚"就是在讲"阳道实，阴道虚"。

举个例子，治疗阳明病有个方子：栀子豉汤，这是治疗阳明病的一个清热解毒方，栀子可以用治疗局部炎症反应，黄连解毒汤里面也有栀子，栀子可以治疗炎症局部红肿热痛，当腰扭伤可用栀子敷患处，炎症都会缓解。《伤寒论》又说"凡用栀子汤，病人旧微溏者，不可与服之"，大便稀溏者不要用栀子汤，因为脾虚不可与服之。大便稀溏就一定不能用栀子汤吗？可以用栀子干姜汤。如果一个脾虚的人发生炎症，消炎用栀子，大便溏加干姜，栀子干姜汤。这就是"阳道实，阴道虚"。

胃与大肠同属阳明阳道，分为阳明胃和阳明大肠，太阴阴道是小肠，《素问·五藏别论》曰："水谷入口则胃实而肠虚，食下则肠实而胃虚，更虚更实，故得上下。"中医的太阴阳明"阳道实阴道虚"指的是什么？比如胃实则肠虚，肠实则胃虚，是指当吃饱肚子时，食物在胃里，首先小肠的食物要排到大肠去，有的人一吃饭第一件事就是要先排便，刺激小肠的食物排到大肠去，把小肠排空，胃实而肠虚；如果食物由胃排到肠，胃空后人就想吃东西，这就是《内经》讲的更虚更实的基本原理。实际上胃下面连着就是小肠，这是太阴阳明更虚更实的道理。

《素问·金匮真言论》说阴阳异位："夫言人之阴阳，则外为阳，内为阴"，胃与大肠同居小肠之外而为阳道，小肠居于胃与大肠之中为阴道。《素问·太阴阳明论》曰"太阴阳明为表里，脾胃脉也。生病而异者何也？岐伯对曰：阴阳异位，更虚更实，更逆更从。"什么叫作阴阳异位？阳明胃→太阴脾→阳明大肠，阴阳相间，一阴一阳，称之为阴阳异位；"更虚更实"，就是胃实则肠虚，肠实则胃虚，太阴脾虚→阳明大肠实，即食物由小肠排到大肠后，大肠实而小肠虚，胃里面的食物排到小肠之后胃就虚，"更虚更实"就是这个过程。

《素问·灵兰秘典论》曰："脾胃者，仓廪之官，五味出焉；大肠者，传道之官，变化出焉；小肠者，受盛之官，化物出焉。"中医讲脾主运化，这里说"小肠者，受盛之官，化物出焉"，这个化物就是五味出焉的意思，脾主运化其实就是小肠化物的功能。

《素问·六节脏象论》曰："脾、胃、大肠、小肠、三焦、膀胱者，仓廪之本，营之居也，名曰器，能化糟粕，转味而入出者也。"云"脾为仓廪之官"，脾就是一个空腔器官，转味入出也，即脾的运化功能其实就是小肠的消化与吸收的功能，小肠泌别清浊，清者吸收入血，浊者就排到大肠去。

《灵枢·决气》曰"中焦受气取汁，变化而赤，是谓血。"小肠的泌清就是脾的升清，《素问·阴阳别论》说小肠吸收入血。《伤寒明理论》曰："约者，约结之约，又约束也……今胃强脾弱，约束津液，不得四布，但输膀胱致小便数而大便硬，故曰其脾为约。"故脾约实为小肠泌别清浊的功能失常，导致水液偏渗膀胱。《伤寒论》有个方子：麻子仁丸讲的就是脾约，水液在肠道吸收，小肠泌别清浊的功能失调导致水液从小肠偏渗膀胱。小肠的消化与吸收功能其实就是脾的升清功能。

脾主运化有两层意思：运指磨，磨运，这是脾的磨运功能；化有变化与传化二意。脾主运化，故小肠为受盛之官，化物出焉；脾主升清，故小肠泌别清浊、主液，两个器官功能相同。小肠的病多虚、多湿，小肠炎症特点就表现为大便稀溏，也就是《素问·六微旨大论》讲的太阴之上，湿气治之。太阴病讲的自利益甚，就是小肠的消化吸收不良。太阴病：腹满时痛，自利不渴。腹痛伴自利，当属消化道疾病，腹部消化道除阳明胃与大肠外为小肠，故小肠之病每见腹痛下利之证。如"时腹自痛"就是十二指肠球部溃疡、十二指肠球炎。小肠分了十二指肠、空肠和回肠，十二指肠在小肠的上端。空腹痛，夜间痛，即中医讲的饥痛隐隐，时腹自痛，就是十二指肠球炎、十二指肠球部溃疡，这是小肠的疾病，常用黄芪建中汤之类的处方补脾。

小肠出血：属中医脏毒远血之类，脏是脾，用归脾汤之类的处方，归脾汤之类处方治疗的脏毒远血就是小肠出血，大便的血。

小肠源性腹泻：小肠源性腹泻就是中医典型的太阴腹泻，"自利益甚"，代表方为参苓白术散，这都是健脾的。

小肠有寒：中医认为小肠有寒就是脾虚的表现，《圣济总录》曰："小肠者，受盛之官。化物出焉，承奉胃司，受盛糟粕，受已变化传于大肠。是谓化物而出也。其经有寒，则亦传于大肠，故化物难而大肠中懊痛，便痢赤白，脉经谓小肠寒则令人下重便脓血者也。"论及脾脏虚冷泻痢时说："水谷入胃，脾为行之，移寒入于大肠，大肠得冷则不能固敛，故为泻痢。"这里说的完全是一回事。

《诸病源候论》曰："脾主消水谷，胃为水谷之海，脾虚寒气积久，脾气衰弱，故食不消也。而冷移于大肠，大肠为水谷糟粕之道路，虚而寒冷，故寒之痢也。"故小肠有寒者，寒痢，接着讲脾寒的寒痢是完全一样的。

《素问·五藏别论》曰："黄帝问曰：余闻方士，或以脑髓为藏，或以肠胃为藏，或以为府，敢问更相反，皆自谓是，不知其道，愿闻其说。"说明古人对小肠的脏腑属性即颇多争议，故出现了两个名称，《内经》将胆以其泻而不藏归六腑之一，又因其藏而不泻归奇恒之腑，说明脏腑之间，未必皆能截然分开；《素问·六节脏象论》将心、肝、肺、肾并论，但是又将脾与胃、大肠、小肠并列，《素问·五脏别论》又据小肠有泌别清浊之功，传化物而不藏，将其归入六腑之一。

其实小肠泌别清浊，清者吸收，既有收藏之意，浊者下行，也有传化之功，故小肠的清者吸收收藏，浊者下行传化，就是脾的传化功能。就其泌清而言，实即脾脏升清之功，就其别浊而言，实即肠腑传化之功。

《素问·六节藏象论》曰："五味入口，藏于肠胃，味有所藏，以养五气。胃属六腑，何以能藏？"故小肠实有收藏之功能。由于小肠兼有脏腑两种功能属性，既有泌清的作用，同时又传化物，故《内经》为脏腑分类及经络配属的需要，将小肠归于六腑之一，以致后世对脾与小肠的认识颇多似是而非之处，且由于中医有五运六气，必须有五脏六腑和五运六气相配。小肠有泌清的功能，实为脾的运化功能，或者说脾的收藏功能，但是，小肠又有别浊的功能，能够把糟粕传到大肠，为了脏腑配属需要，就把它的别浊功能归为六腑之一，因此五脏的脾就虚化找不到实物。五脏的脾是什么？因为中医的藏象只有 5 个脏，西医解剖的脏有 8 个系统，两者不能完全对等，所以，中医的肝和西医的肝脏不是一回事儿，中医脏象的肝的范围远远大于西医解剖肝脏的范围，它既包括西医解剖的肝脏，也包括西医的边缘-平滑肌系统，还包括边缘-下丘垂体系统。如果中医、西医讲的五脏完全没有关系，同一个人身上有两个肝，一个肝是中医的肝，一个肝是西医的肝；有两个心，一个心是中医的心，一个心是西医的心……那人都成鬼了，身体得了病，究竟是中医的人病了，还是西医的人病了，西医的人病了找西医，中医的人病了找中医，那不成神鬼之道了。把这个问题说清楚对指导临床有很重要的意义。

《医林改错》曰："解剖之脾，脾居胃上，形如刀镰，闻声则动，动则磨胃而主运化。"何为闻声而动？人一吃饭，它就跑来帮助磨胃了，这个说法显然不科学。解剖学上的脾不可能闻声而动，动则磨胃化谷。故所谓的脾阳化谷，实就小肠的蠕动消化功能而言。食物由胃排到小肠，小肠才能够运动化谷，虽然小肠包含了一部分消化功能，但不能够说消化就是它的功能，对小肠泌别清浊而兼有传化收藏的功能认识不够，以至说小便淋漓赤痛认为小肠实热，则与膀胱湿热有何区别？非要把心火与小肠配起来，把小便淋漓赤痛认为小肠实热，其病因病机和临床表现实与膀胱湿热没有区别。把小肠化谷收藏功能属于脾这个问题弄清楚，整个消化类疾病就能够弄通。

四、胰腺属脾

中医的脾包含西医的小肠、脾脏和胰腺的部分功能。如果说胰腺属脾，急性胰腺炎属于太阴病吗？不是的，绝大部分的急性胰腺炎属于少阳病兼阳明腑实，大柴胡汤证，以大柴胡汤为基础，要用大黄去通腑，通腑可以促进胰液和胆汁的排泄，拮抗炎症，还可以加木香、川楝子，有利胆、利胰的作用，还可以加蒲公英抗炎。绝大部分的急性胰腺炎都是大柴胡汤证，故属少阳病。

胰腺的部分功能属脾，因为胰腺其实不是一个腺体，它的细胞也不是同一个来源，胰腺分内分泌功能和外分泌功能，它的内分泌细胞和外分泌细胞的组织起源不同。

（1）胰腺的内分泌功能主要是调节血糖。胰腺能够分泌胰高血糖素，也能分泌胰岛素，故胰腺的内分泌功能既能升高血糖，也能降低血糖，可以对血糖进行调节。低血糖让人感到心慌乏力，故吃饱饭才能打仗，如果饿得手脚冰凉，四肢发软，甚至连路都走不动那是不能打仗的。交感虚性亢奋的人有个特点，就是不耐饥饿，饿了就会心慌，血糖低，即太阴病的小建中汤证，故低血糖属于太阴病；而高血糖也属于太阴病，因为治糖尿病常用的黄芪、人参、苍术、白术等都是太阴病的药。太阴病日久还会累及少阴，可以加山药、桑葚、枸杞子等，也有可能伤及厥阴，因为三阴是递进关系。但是，它的基本病位定在太阴，它可以往少阴传，也可以往厥阴传，出现合病。胰腺的内分泌功能主要是调节血糖，当然它还分泌生长抑素等。

（2）胰腺的外分泌功能主要属于少阳，急性胰腺炎患者常常表现出少阳病的特点。超过 50% 的急性胰腺炎是胆源性急性胰腺炎，换言之有急性胆囊炎、胆结石、胆道疾病的人容易发生胰腺炎，一半以上的胰腺炎由胆道疾病引起，尤其是有胆结石的患者，胆结石导致胆汁排出不畅，影响胰腺的外分泌功能，使胰液不能够顺利地排出胰管而消化胰腺，此为急性胰腺炎的发病特点。

综上，胰腺包括外分泌功能和内分泌功能，它的外分泌功能，也就是消化的功能归少阳，它的内分泌功能属太阴。

再比如，原发性肝癌根据组织学分型分为原发性肝细胞癌和原发性胆管上皮癌。肝脏里面有肝细胞和胆管上皮细胞，胆管上皮细胞就是胆道的细胞，而原发性肝癌的表现是甲胎球蛋白升高，超过 2/3 的原发性肝细胞癌，甲胎球蛋白（AFP）升高；而原发性胆管上皮癌是 CA19-9③抗原升高，CA19-9 也是胰腺癌的一个特异性的标志。西医有胆胰综合征，从这里可以看到胆和胰的关系。而且在胚胎起源上，胆管上皮和胰腺的外分泌细胞有共同的胚胎起源，也就是说肝细胞、胆管上皮细胞和胰腺上皮细胞有共同的干细胞起源，再往上走，可能肝胆胰再上的干细胞也有起源的问题，因为干细胞就像树一样分杈，不断地往下分支，最后形成成熟的细胞。肝脏肿瘤且 CA19-9 升高，可能是胆管上皮癌，如果发生在胰腺，就要考虑胰腺癌。不过，在急性胰腺炎的情况下 CA19-9 也可以升高。为何急性胰腺炎是大柴胡汤证。为何用大黄去下？因为要用大黄通腑促进肠道的排空，肠道排空后能够促进胆汁和胰液的排出，防止胆汁和胰液瘀堵在胰腺，持续地消化胰腺；另外，急性胰腺炎可以合并低血钾，低血钾会导致肠道蠕动功能减退，从而出现严重的腹胀，大柴胡汤中的枳实就能够促进肠道的运动。实际上大柴胡汤的配伍是有很多讲究的。

注释

①晶状体：是眼屈光介质的重要组成部分，晶状体为一个双凸面透明组织，被悬韧带固定悬挂在虹膜之后玻璃体之前。

②玻璃体：位于晶状体、睫状体及视网膜包绕的玻璃体腔内，为透明的胶质体，其中 99% 为水，充满玻璃体腔内，具有屈光、固定视网膜的作用。

③CA19-9：是一种黏蛋白型的糖类蛋白肿瘤标志物，为细胞膜上的糖脂质，分子量大于 1000kD，这是迄今报道的对胰腺癌敏感性最高的标志物。

第十一章　脏象　六腑

六腑即胆、胃、大肠、小肠、膀胱和三焦的总称。小肠属于五脏中的"脾";三焦既是谷道,又是气道和液道(水道)。脏腑的配属,从脏器的位置上看,肺与大肠、心与小肠是不在一起的,肝与胆、肾与膀胱、胃和脾是在一起的,肝的下面是胆,肾的下面是膀胱,脾的上面是胃。

一、肺与大肠

肺与大肠怎么会是相表里?肺与大肠相表里是因为他们有共同的胚胎起源,均起源于原肠(胚胎时期的原始消化管)。另一个证据是人体容易出现一个疾病"肺肠综合征",即在肺部发生炎症的时候,这些炎性介质会抑制肠道蠕动,损伤肠道的黏膜,影响肠道的功能。如大叶性肺炎的患者,一周以后会出现大便解不出来,因为肺部发生炎症,而它的炎性介质可抑制大肠的蠕动,损害肠道黏膜,出现肺肠综合征。大叶性肺炎的患者大便解不出,中医用大黄通腑,其机制就是肺与大肠相表里,二者均起源于原肠,即同一个原肠上发育出大肠和肺。阳明病大热、大汗、大渴、脉洪大,在炎症反应急性期,炎性介质容易损伤肺部黏膜引起肺损伤,肺损伤又进一步抑制肠道蠕动形成痞、满、燥、实、坚,这就是"肺肠综合征"。由此可知,通大便可以治肺病,宣肺可以治大肠病。

二、肝与胆

肝与胆，胆结于胁下，即是西医的墨菲氏点。中医讲小柴胡汤的特点：结于胁下、脏腑相连、邪高痛下。《伤寒论》云："血弱气尽，腠理开，邪气因入，与正气相搏，结于胁下。正邪分争，往来寒热，休作有时，嘿嘿不欲饮食，脏腑相连，其痛必下，邪高痛下，故使呕也，小柴胡汤主之。"什么叫脏腑相连，邪高痛下？脏是肝脏，腑是胆囊。脏腑相连，指肝脏和胆囊是连在一起的。邪高痛下，因为肝脏没有感觉神经末梢，要痛就是胆囊，如果肝脏的疾病出现疼痛，首先考虑胆囊在发生疼痛，此时肝脏的疾病一定合并慢性胆囊炎。肝脏不会痛，肝脏没有痛觉神经，会出现局部的不适，因为肝脏肿大，包膜牵张，会有不适，但不会痛。肝脏有疼痛是由于病灶侵犯肝包膜；肝癌出现疼痛，也是肝肿瘤侵犯肝包膜，所以叫邪高痛下。因此肝与胆的关系，表现结于胁下、脏腑相连、邪高痛下，病在肝，痛在胆。

三、胃与肠

胃与肠（脾），脾和胃的关系表现为太阴阳明，阴阳易位，更虚更实，更逆更从。

阴阳易位，是指太阴肺–阳明胃–太阴脾（小肠）–阳明大肠；更虚更实，是指胃实而肠虚，肠实而胃虚。消化道的运动是分段序贯运动，不管运动和分泌，都是分段的。上面一节肠段如果填满食物，下一节肠段就要排空；下一节肠段填满食物，再下一节肠段就要排空。也就是说上一段消化道的消化活动（实），促进下一段消化道的排空（虚），下一段消化道的活动（实），又抑制上一段消化道的活动（虚）；更逆更从，是阳明胃降，太阴脾升。清阳自下而升，转肺归心（吸收相关），升者为逆；浊阴自上而降，传化而出（消化相关），降者为从。

升降相因，清阳不升导致浊阴不降，浊阴不降又影响清阳上升，清浊相干命曰乱气。所以升清时加少量枳实降浊可以提高补中益气汤升清之力。比如补中益气汤中，升清时加少量枳实降浊，可以提高升清之力。当人开始直立行走时，就产生了冲脉，一般都是自上而下，有一种情况，升结肠是自下而上。如果出现功能紊乱，大便不畅，可用大黄附子汤，方中附子温阳，助肠道克服地心引力，逆向上行。

阴土阳土，升降纳运有别。胃主纳食，脾主运化。脾宜升则健，胃宜降则和。阳土为病，浊阴不降，阴土为病，清阳不升。太阴之病，降极反升，阳明之病，升极反降。

阴土阳土，润燥喜恶不同。阳明阳土，喜润而恶燥，润则受纳通降，燥则关格不入；太阴阴土，喜燥而恶湿，燥则运化升清，湿则腹满自利。

阳明燥土，得阴自安。若中见不足，表现为：①从本阳明腑实证，燥屎。②从标阳明经热证，大渴。若中见太过，表现为阳明湿证（寒湿/湿热），便秘，纳差。

太阴阳明，体用相济。用现于外而易见，体藏于内而易忘。太阴体阴而用阳，阳明体阳而用阴。脾用为阳而主运化升清，胃用为阴而主受纳腐熟，运化升清需要脾阳推动，受纳腐熟需要胃阴滋润。脾胃互为体用，胃阳腐熟，实赖脾阳运化；脾阴生清，也赖胃阴滋润。脾阳不足，日久胃阳亦乏；胃阴不足，日久脾阴亦枯。临床每多补脾阳以通胃阳，滋胃阴以养脾阴，此即医家重脾阳胃阴而轻脾阴胃阳之由来。比如脾阴虚证，其实用的大部分药是滋胃阴的；胃阳虚证用的好多药是补脾阳的。

体不足者，其用也乏。化谷以气，既有脾阳之气，也有胃阳之气。现代医学所谓之消化道动力既包括肠动力也包括胃动力。化谷以汁，既有胃阴之汁，又有脾阴之汁。现代医学所谓之消化腺分泌，既有胃液分泌，又有肠液胰液分泌。

第十二章 脏象 五脏相关

五脏相关，也就是上焦心肺、下焦肝肾、天地气交、中焦升降之间的关系。

一、心与肺

上焦心肺，心与肺的关系体现在肺朝百脉。何为肺朝百脉？第一，是虹吸作用，就是肺呼吸形成负压，吸引血液回心；第二，是血液在肺中进行氧和二氧化碳交换；第三，肺是一个造血器官，能够促进红细胞的生成。如果肺循环的压力过高可以传导到心，引起肺心病。肺心病有什么特征？由于长期的缺氧，导致红细胞增多症，出现面红，从中医角度讲此为"火来克金"，为难治，其实就是西医的肺心病合并红细胞增多症，中医望诊一看面红，火来克金，这就是它的物质基础。

二、肺与肾

上焦肺与下焦肾的关系，体现在肺肾气交，即肾的纳气功能，其本质就是肾的皮质激素和酸碱平衡。首先，皮质激素可以治疗喘息性支气管炎和支气管哮喘，可以抑制呼吸道的炎症，降低呼吸道的反应性。因为慢性阻塞性肺炎有呼吸道的高反应性，呼吸道高反应导致炎症持续发作，所以这种情况下用皮质激素可以抑制呼吸道的迁延型炎症，缓解慢性阻塞性肺炎的症状。中医就用金水六君煎治疗慢性阻塞性肺炎。其次，就是泌尿系统能调节酸碱平衡，机体的酸碱平衡是受泌尿和呼吸系统共同调节的。

三、肝与肾

下焦肝与肾的关系，体现为"肝肾同源"。肝肾同源具体表现在三个方面：第一，肝脏通过边缘系统影响下丘脑-垂体-靶腺轴，下丘脑-垂体-靶腺轴属中医肾的范畴，肾的上面是边缘系统，它能够控制下丘脑-垂体-靶腺轴；第二，肝脏灭活雌激素，雌激素是肾里面的精微物质之一，而雌激素灭活在肝脏。如果肝脏灭活雌激素障碍，血管扩张，就表现为大、小鱼际红，即少阳证；第三，乙肝相关性肾病和肝肾综合征：在肝病后期，可以形成肝肾综合征，导致肾脏灌注不足，出现肾功能衰竭。乙肝的抗原抗体复合物沉积在肾，导致肾炎和肾病综合征，即是乙肝相关性肾病。

肾脏疾病有抗原抗体复合物的沉积，而这抗原抗体复合物的沉积，首先要 B 细胞活化分泌抗体，肝脏控制抗原提呈，决定了其发不发生应答，如发生应答，形成抗原抗体复合物，这个抗原抗体复合物沉积在肾，导致肾小球肾炎和肾病综合征。这就是下焦肝肾同源。

因此，当治疗肾经生殖系统疾病不见效时，可以去疏肝。比如用五子衍宗丸治疗不孕不见效，可以用温经汤加疏肝的药就有效；当看到大、小鱼际红，说明雌激素灭活障碍，就知道是少阳证。再举个例子，如果一个肾小球肾炎的患者表现出少阳证，要考虑抗原从哪里来？有没有合并肝炎等肝脏疾病，而这个抗原的活化是不是可能跟肝脏有关系，在治疗肾脏病的时候是不是要加黄芩、郁金、芍药之类的药物。治疗思路一下子就开阔了。

四、心与肾

心与肾的关系，体现在心肾气交，即中医的水火即济。心肾气交主要表现在两方面，第一，在昼夜节律上，从西医的角度讲主要就是皮质激素和肾上腺素的关系，白天人体的肾上腺素和皮质激素大量分泌以便活动，晚上人体的肾上腺素和皮质激素分泌减少而睡觉，这个涨跌的过程表现为心肾气交。白天肾水化生心阳出来，出于瞳孔，晚上心阳潜降，潜到肾水之中，心肾交泰，水火既济，这是心与肾的关系。

第二，心肾气交，还有一个重要的作用——调节水液代谢。为什么水液代谢要通过心和肾来调节呢？因为机体血管中含有大量的血液（5L），当血容量增加时，机体会通过尿液排出多余的水分以保持血液的5L体积。血液中水分的排出靠肾脏，而血液能够在血管中循环靠心脏。心主血脉，肾主泌尿，这两个功能密切相关，体现了中医的"心肾气交"。

这两个功能主要表现在心与肾的内分泌功能上，肾素是在肾脏分泌在肝脏活化为血管紧张素原，然后再在肺脏活化为血管紧张素，就构成中医的"阳气-火的系统"；而心脏分泌的心房钠尿肽是"水的系统"，能够促进排尿排钠，抑制心脏的功能，这两个系统之间是相互拮抗的。肾脏分泌的激素作用于心，心脏分泌的激素作用于肾，共同调节机体的水液代谢。这就是心肾相交，水火既济的重要物质基础。

心与肾还表现为血与液的关系，人体的水分为细胞内液和细胞外液，细胞外液包括组织间液和血浆。在细胞外的水分泌在组织之间，细胞与细胞之间，叫组织间液；分泌在血管里面，叫血浆。血液由血细胞和血浆构成。

中医认为心主血脉。但是人体血液的容量是 5L，当血容量增加时，多出的部分要转化为尿液，排出体外，尿由肾所主。这是血与液的关系。心脏可以分泌心房钠尿肽，影响肾的功能，而肾分泌肾素-血管紧张素影响心的功能，这两者作用一阴一阳，一个抑制一个促进，表现为一水一火，火是人的原动力，水形成尿液，这就是中医讲的"水火既济"。

五、肺与肝

肺与肝是金克木的关系。肝脏调节神经内分泌免疫，对于免疫耐受性疾病、过敏性疾病来说，肝脏是一个重要的器官，神经内分泌免疫疾病首先取决于肝。所以说，如果肝脏受到影响，就会容易发生肺的疾病，皮肤的疾病。

六、肺与脾

肺与脾是土生金的关系。肺为贮痰之器，脾为生痰之源。脾参与了机体的免疫应答，这种免疫应答的效应阶段如果脾虚的话，免疫应答会导致炎症持续，就像慢性支气管炎炎症迁延的患者，不停地产生痰，通过补脾可以提高免疫应答的效应阶段，导致慢性支气管炎的炎症反应终止，而不再产生痰液。

过敏性疾病还与消化系统有关。因为过敏的抗原来自于食物，假如是所食的食物的蛋白没有充分地降解，那就容易引起过敏。蛋白质降解为氨基酸，如果没有充分降解为氨基酸就会容易过敏。所以小儿的一些过敏性疾病，如湿疹等，可以通过健脾，让蛋白质在肠道充分吸收水解为氨基酸之后，就不具备抗原活性，所以治疗过敏性疾病需要健脾。脾是一个重要的免疫器官，玉屏风散就是一个健脾的药。

太阴肺主皮毛，太阴脾更多地影响黏膜免疫，影响众生共生，人的身上有好多的生命，比如说太阴脾的肠道微生态，肠道里面有很多细菌，那都是生命。"虚则太阴，实则阳明"，脾虚的人他的肠道益生菌减少，致病菌相对多，阳明实、胃实的人肠道的致病菌多，这种人致病菌容易迁移，跑到血液里面形成菌血症，或者毒血症，这种人受太阴阳明的调节的影响大。

所以如果遇到太阴脾虚益生菌减少的人，一方面吃益生菌，一方面吃健脾药，如果遇到阳明胃实致病菌增多的人，注意通大便。众生共生不只是消化系统，其他系统也存在，只是以消化系统为例。原则上胃是没有细菌的，除了幽门螺旋杆菌，因为胃有胃酸的作用，从幽门之后开始有细菌，直到魄门，细菌越来越多。

七、肝与脾

肝与脾表现为木克土与土营木两个方面。

木克土，比如肝脏的代谢与胆汁的消化功能，机体的消化作用不仅取决于消化道，还取决于肝胆，胆汁能够帮助消化饮食。如果木来克土，胆汁分泌不畅，会影响机体的消化功能，出现腹胀，此时用半夏泻心汤就没有效果，用四逆散才有效，因为是胆囊炎而不是胃炎。

土营木，即正邪相争，就是实则阳明，虚则太阴，"见肝知病，知肝传脾"，如果脾虚则正邪相争不及，疾病容易慢性化，只用小柴胡汤不行，需要小柴胡汤加健脾的药，比如柴胡桂枝干姜汤，这可调节肝与脾的关系。比如智齿冠周炎，智齿长在侧面，为少阳经经过的地方，那是小柴胡汤证，牙冠发炎，而牙冠是肌肉，是太阴病，少阳加太阴就是柴胡桂枝干姜汤，加减化裁即可。

坐骨神经痛表现为腿屈伸不利，病位在侧面，坐骨神经痛主要是因为梨状肌压迫，梨状肌是肌肉，用桂枝，桂枝能健脾也能解肌，能够解除肌肉的压迫，所以柴胡桂枝汤就能治坐骨神经痛。

再如急性肝炎患者表现为身痛，还可以用柴胡桂枝汤。《伤寒论》云："发汗后，身疼痛，桂枝加芍药生姜甘草人参汤主之。"这是因为在急性病毒性肝炎的发作时，机体分泌干扰素导致疼痛。而慢性肝炎，可以用柴胡桂枝干姜汤，因为见肝之病，知肝传脾，当先实脾。

八、脾与肾

脾与肾是先天与后天的关系，体现在激素与消化系统之间的复杂关系。皮质激素可以促进消化，性激素也可以促进消化。小剂量皮质激素是能开胃的，而大剂量皮质激素败胃。

性激素与消化的关系，雄激素与孕激素有促进消化液合成的功能。比如雄激素多的男性一顿吃五碗，女性一顿吃一碗，因为原则上男性总是比女性要强壮一点，吃的多一点，长的壮一点，男性的雄性激素高，雄激素能促进消化。孕激素能够改善食欲，所以女性怀孕时特别能吃，孕妇一人吃饭养两个，她肚子里面还有一个，所以孕激素能改善食欲。西医治疗食欲不振就用甲地孕酮或者甲羟孕酮。

如果食欲不好的患者，用白术等健脾药不见效时，说明这个人有肾虚，可在白术的基础上加小剂量附子，促进雄激素分泌，再加小剂量的甘草，补充皮质激素，就是《金匮要略》的近效术附汤。近效术附汤暖中补肌，益精气，开胃。方中的附子剂量只有几克，起补的作用又可开胃，而附子量大起温的作用不开胃。

如果女性食欲不振，还可以加菟丝子，《温病条辨》下焦篇中对脾阳虚的人就用菟丝子，用鹿附汤。男性、女性都可以用鹿茸，补充雄激素，也能健脾，女性还加菟丝子补充孕激素改善食欲。

先天、后天的影响还反映在两天同求上，比如太阴包着少阴，就是后天包着先天。例如，眼部的瞳孔是中医讲的命门属于肾，包着它的是眼睑属脾，如果是眼睑的病要从脾去治。假如是眼睛通红、水肿，病位在头面，少阳有热，用菊花、黄芩，而颜面也肿，则用桂枝、干姜，即是侯氏黑散。面部的鼻是太阴肺，口是太阴脾，中间包着少阴肾–人中，看人中就可以判断这个人生殖系统的情况，那就是肺与口两个太阴包着中间的少阴。再举个例子牙齿，牙龈包着牙齿，牙龈属太阴脾，牙齿是少阴肾在主。胸部，胸里面的肺和胸腺，是太阴包着心，后面的至阳穴包着心，故背上至阳穴一冷，就该用人参、白术，用人参出自白虎汤证、四逆汤证，其背恶寒者加人参。至阳穴在背上，它是太阴经所主，前面也是太阴经，两边是肺包着太阴经，前面胸腺，后面至阳穴，中间是少阴心。腹部，腹部小肠包着神阙穴，神阙穴是少阴经，小肠是太阴经，所以四逆汤是附子、干姜、甘草，后天包着先天。

第十三章　脏象　三焦

中医讲的三焦是谷道、气道，又是液道。首先，三焦是液道。《伤寒论·阳明病篇》说："上焦得通，津液得下，胃气因和，身濈然汗出而解。"这里说小柴胡汤能够治便秘和腹泻，便溏、便秘都可以用小柴胡汤，"上焦得通，津液得下"，能够"胃气因和，身濈然汗出而解"，这种便秘是舌苔白、脉弦，所以不能用承气汤去下，要用小柴胡汤使津液下来，大便就能排出；其次，三焦是气道，是元气通行的通道；然后，三焦还是谷道，如果明白了三焦是谷道就可以将整个消化系统疾病给打通。

一、上焦

《难经·三十一难》云："三焦者水谷之道路也。"说明三焦者水是液道，谷是谷道，食物在三焦中运行。《灵枢·营卫生会》云："上焦出于胃上口，并咽以上……下焦，成糟粕而俱下大肠，而成下焦。"上焦出于胃上口，所以贲门以上是上焦；下焦成糟粕而俱下大肠，所以阑门下结肠以后是下焦。

《灵枢·营卫生会》云："上焦出于胃上口，并咽以上，贯膈，而布胸中。"因此，上焦包括贲门的心、肺、口、咽、食管。《难经三十一难》云"上焦者，在心下，下膈，当胃上口，主内而不出。"因此，上焦为水谷之道路，主受纳饮食。

《难经疏注》云："上焦者，其气自下而上散于心中，分布熏蒸于皮肤腠理。"《灵枢·阴阳清浊》云："受谷者浊，受气者清，清者注阴，浊者注阳。""受谷者浊"，首先是食物到阳明去消化，"清者注阴"，清者即水谷精微，注于太阴，消化以后"受气者清"，太阴把清气上升；"浊者注阳"，浊者即糟粕，注于阳明，浊气下行阳明大肠。"浊而清者，上出于咽"，就是水谷里边的清气上出咽喉，"气之大别，清者上注于肺，浊者下降于胃"。

所以，水谷由咽入胃，胃泌糟粕，蒸津液，化其精微上出于咽，注于肺脉，散布胸中，分布熏蒸于皮肤腠理，如雾露之溉，就像雾一样，即《灵枢·营卫生会》云："上焦如雾。"《灵枢·决气》云"上焦开发，宣五谷味，熏肤，充身，泽毛，若雾露之溉。"《临证指南医案》云"上焦之病，都是气分。"因为肺居上焦，主一身之气，宣发散布脾精胃液于周身皮毛，故上焦为太阴肺所主，"如雾露之溉"宣发脾精胃液于周身皮毛。

二、中焦

《灵枢·营卫生会》云："中焦亦并胃中，出上焦之后，此所受气者，泌糟粕，蒸津液，化其精微，上注于肺脉，乃化而为血。以奉生身，莫贵于此。"《难经·三十一难》云："中焦者，在胃中脘，不上不下，主腐熟水谷。"《灵枢·营卫生会》云："中焦如沤。"由此可见，中焦包括胃与小肠，胃与小肠属于阳明胃和太阴脾（小肠属脾），阴阳相济，腐熟运化，升清降浊。胃是阳明阳土，脾是太阴阴土，太阴阳明，阴阳相济，阳明阳土主腐熟，太阴阴土主运化，一个升清，另一个降浊。

三、下焦

《灵枢·营卫生会》云："下焦者，别回肠，注于膀胱，而渗入焉。故水谷者，常并居于胃中，成糟粕而俱下于大肠，而成下焦，渗而俱下，济泌别汁，循下焦而渗入膀胱焉。"《难经三十一难》云："下焦者，当膀胱上口，主分别清浊。"《类经》："其言上口者，以渗入处为言，非真谓有口也。"这里是说这个口不是真实存在的，而是在说大肠中的水能够被部分吸收，大肠吸收的水分会影响小便。所以，利小便能实大便。《灵枢·营卫生会》云："下焦如渎。"下焦指阳明大肠，"别回肠，注于膀胱"，水分到大肠再吸收，然后通过小便排出去，所以这里指阳明大肠主传导的功能，即出而不入。

四、三焦谷道

道生一，一生二，二生三，三生万物，"阴阳者，天地之道也，万物之纲纪，变化之父母"，中气者，土也，生万物而化天地。中气运转分为两仪（阴阳）——太阴和阳明，太阴和阳明又分阴土、阳土，阴土上升、阳土下降构成三焦。天为阳，地为阴，阴阳相交构成人，人负阴而抱阳，所以男人和女人都是阴阳合体，不外乎有男女的区别，偏阴偏阳而已。在人身上，心、肺在膈肌以上属上焦，肝、肾属于下焦，脾、胃属于中焦。就脾、胃而言，口、咽、食管在膈肌以上，属于上焦；大肠在阑门以下，属于下焦；胃和小肠属于中焦。

《难经·四十四难》云："七冲门何在？然：唇为飞门，齿为户门，会厌为吸门，胃上口为贲门，太仓下口为幽门，大肠小肠会为阑门，下极为魄门，故曰七冲门也。"每个门都有深刻的含义，这里不再详述。胃的上口是贲门，"上焦出胃上口，并咽以上"，所以，从口咽到食管属于上焦，上焦之病都是气分，由太阴肺所主，饮食从口到食管主受纳，食物由此入中焦（图13-1）。

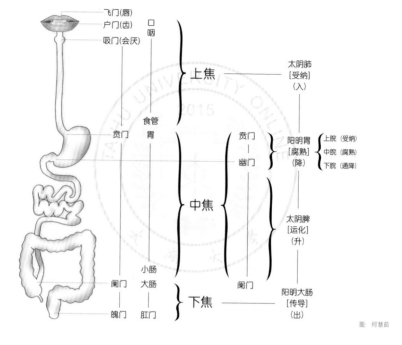

图 13-1　七冲门示意图

　　中焦从胃的上口下来到阑门，阑门之后就是别回肠而入下焦，中焦从贲门到幽门，包括胃和小肠，阳明胃主腐熟、通降；从幽门到阑门是小肠，属太阴脾，幽门是阴阳交泰的地方，也叫作阴阳界，若此处发生炎症、溃疡，患者晚上常会梦到鬼，男子遗精，女子梦交，当然还有一些其他特征。整个小肠属太阴脾，脾主运化、升清。

　　食物到了阑门，阑就是栏，挡住的意思，如果这里挡不住，阳明大肠的浊阴就会上犯。比如："上冲皮起，出现有头足"，就是发生了肠套叠，小肠套到大肠里了，大部分的肠套叠就发生在阑门，阑门下去就是浊阴，形成大便。

　　阑门以下是升结肠、横结肠、降结肠和乙状结肠，是下焦，由阳明大肠所主，主传导、主出。上焦太阴肺主受纳，中焦阳明胃主腐熟，主通降，中焦太阴脾主运化、升清，下焦阳明大肠主传导，主出。这就是升降出入。

如果掌握了这个规律，再去看整个消化病的治疗就简单多了。比如口、咽、食管的疾病用宣清降浊汤、开宣通痹汤，那是治肺的药，治疗反流性食管炎都是治肺的药。再比如，食管癌早期要缓解症状用小青龙汤去麻黄加附子，小青龙汤有一条条文："若噎者，去麻黄加附子。"这个小青龙汤去麻黄加附了对食管癌效果其实也不好，早期缓解症状可以，随着食管癌的进展就没有效了。为什么？小青龙汤证本身属于是六经的气化病，以气化病的方为基础不是侧重于形质病的，所以就告诉你若噎者去麻黄加附子，这是太阴病的方。上焦要从治疗太阴肺的方法去治。

中焦是阳明胃和太阴脾，从这里开始才用治阳明胃的和太阴脾的方法。阳明胃上口，上脘主受纳，还是用太阴肺的方法，如栀子豉汤加枇杷叶、杏仁之类的，小陷胸汤等。正心下，按之痛，就是小陷胸汤证；食物反流，心烦懊恼，反复颠倒，就是栀子豉汤证。栀子豉汤和小陷胸汤就是治反流性食管炎和贲门炎的，还可以加枇杷叶宣肺，小陷胸汤是治肺病的方；中脘主腐熟，就是半夏泻心汤这类似的处方；下脘主通降，用旋覆代赭石汤这类似的处方去通降。

要注意变化处方，如果胃病用了半夏泻心汤不见效，有可能是慢性胆囊炎导致的消化道症状，这是少阳病，不要从胃去治；还有慢性肝炎也可以出现上腹饱胀不吃东西的消化道症状，那也是少阳病，如果从胃去治，效果也不好。

然后，再往下就到了太阴脾，脾的上边一段是十二指肠，用小建中汤；中间一段"自利益甚"是理中汤证；下边一段"上冲皮起，如有头足"是大建中汤证。然后到了升结肠用大黄附子汤，横结肠用附子泻心汤，降结肠用小承气汤，乙状结肠用大承气汤，到了肛门，有肛门刺激征要用吴门的验方调气饮，调气饮就是芍药汤用槟榔、肉桂、大黄、芍药等，治疗肛门刺激征里急后重。

消化道疾病的治疗，如果偏寒的用瓜蒌薤白半夏汤，偏热的用小陷胸汤，反流性食管炎偏寒的当胸痹治，还是用瓜蒌、薤白、半夏、桂枝、香附、苏叶等药，如果偏热的用小陷胸加枳实汤，再加栀子、淡豆豉，反流性食管炎加了枇杷叶、杏仁宣肺，因为是由太阴肺所主。

所以，看消化道的病特别简单，用这个方法十中八九，如果治不了的要去找原因，不能够太教条。为什么反反复复强调小肠属于脾？因为讲三焦要把解剖结构说清楚，然后才知道上焦、中焦、下焦各自有什么特点，上焦如雾，中焦如沤，下焦如渎。所以治疗反流性食管炎用枇杷叶都能减轻反流，枇杷叶、紫苏叶这些都经常用，偏热的用枇杷叶，偏寒的用紫苏叶。把这些特点整合起来后，我们治疗消化疾病就是套路。

五、三焦水道

《难经·三十一难》云："三焦者，水谷之道路。"说三焦是水道和谷道；《素问·灵兰秘典论》云："三焦者，决渎之官，水道出焉。"《灵枢·营卫生会》云："下焦如渎。"《类经》注曰："渎者，水所注泄，言下焦主出而不纳，逝而不反，故曰下焦如渎也……大肠膀胱像江河淮泗而在下，故司川渎之化也。"所以，下焦指的是大肠和膀胱，膀胱主水，大肠主谷，水谷之所出。

人体的水液代谢。人体水液的摄入，一部分来源于饮食及食物中所含的水分，一部分是饮用的水，进入人体内的水大部分以尿的形式排出，少部分经大肠排出，然后还有呼吸和蒸发。所以，人体基本的水液排出轴是口→胃→大肠→膀胱轴。《素问·经脉别论》曰："饮入于胃，游溢精气，上输于脾，脾气散精，上归于肺，通调水道，下输膀胱。"食物自胃肠道分解成营养物质吸收入血，经新陈代谢产生二氧化碳和水，这叫作内生水，就是通过食物中的碳水化合物燃烧产生的水及氨类物质，这种水一天约 300mL。前者经呼吸系统排出，后者经泌尿道排出，尤其是氨类物质，因此小便臭就臭在这个氨类物质，这就构成了口→胃→脾（小肠）→肺→膀胱轴。食物中的水一部分经过胃，到脾吸收以后，一部分经过肺的呼吸和皮肤排出，大约 800mL（排出量受体温等因素影响），大部分进入膀胱，通过小便排出去，在脾里还有一支经过大便排出去，只有不到 100mL。

厥阴肝与少阳三焦互为表里，心主行血，因此，肝与心也参与了机体的水液代谢。心参与机体水液代谢主要通过心房利尿钠肽的作用。肝脏是如何参与机体水液代谢的呢？肝脏不仅会影响下丘脑-垂体-靶腺轴，还能直接活化血管紧张素，然后血管紧张素活化醛固酮，醛固酮可以导致排尿减少，所以说心、肝、脾、肺、肾都参与了机体的水液代谢。

机体水液代谢的过程影响大肠贮存粪便与排便，因为水分在肠道吸收对尿的生成与浓缩有调节作用。所以，利小便可以实大便，实大便可以利小便，原因就是水分在大肠和小肠之间可以进行调节。

支配膀胱与直肠的神经都是盆神经[①]，盆神经的副交感传出纤维可以使膀胱逼尿肌收缩，膀胱内括约肌松弛；也可以使得降结肠、乙状结肠、直肠收缩，膀胱内括约肌舒张，同时，阴部神经传入冲动减少，膀胱外括约肌及肛门外括约肌舒张，最后促进排尿或排便。

可见，支配膀胱和直肠的神经是同一根神经，都是盆神经的副交感传出纤维。也就是说排尿反射和排便反射的初级中枢都在腰部，在同一个中枢部位，即腰部的脊髓中。换言之，知道了下焦大肠和膀胱系统调节机体的水和谷物的排泄，就知道了利小便能实大便，通大便也可以利小便。

比如，治疗大便的处方用木香、槟榔，这些药也可以利尿，吴门验方调气饮不仅能治疗大便的里急后重，还能治疗小便的膀胱刺激征。如果膀胱不稳定导致了膀胱刺激征，其实，他可能根本就没有感染，或者感染已经好了，但仍然存在有膀胱刺激征，就可以用吴门验方调气饮，如果他同时伴有大便老想解，里急后重的，使用调气饮效果就好。这个处方既可以调节小便又可以调节大便，就是因为支配它们的神经在脊髓的同一个节段，即盆神经的副交感传出纤维，所以大肠和膀胱可以相互调节。

再比如，八正散里有大黄、瞿麦、萹蓄、车前子、木通、山栀子、甘草和滑石，八正散治膀胱刺激征为什么加大黄呢？因为下焦大肠膀胱系统调节大便和小便，是同一根神经，在同一个反射中枢，属于初级中枢。初级中枢与高级中枢不一样，高级中枢在脑子里头，如果现在不想大便或者想憋尿，我们就可以不大便或者憋尿，因为它受高级中枢控制，大肠和膀胱是同一根神经支配，是初级中枢。所以，八正散里加大黄，大黄通大便，从而也可利小便。治疗消化道和泌尿系统的疾病，如果把思路拓展开，就知道这其中的很多秘密，不但治疗消化系统疾病有用，治疗泌尿系统疾病也有用。

再比如，吴鞠通治疗湿秘，用宣清导浊汤通大便，方里为什么有滑石？因为治疗的这种便秘是直肠刺激征，里急后重，舌苔厚腻，滑石本身是治疗膀胱刺激证八正散里的一味药，其实就是运用了"利小便能实大便，通大便也可以利小便"的原理。

我们来看这张图（图13-2），上焦、中焦、下焦。上焦水谷由口到贲门，贲门之后进入中焦，到胃就开始腐熟水谷，然后转输于脾，就是小肠，脾吸收水谷的精微，脾气散精上输于肺，变化而赤，然后就成了血液，血液里面的水分一部分经过肺的呼吸作用排出，一部分经过汗液排出。然后，脾里面的糟粕下注到大肠，到大肠以后就到了下焦，粪便通过大肠排出去，一部分水分在大肠吸收，到血液到肾形成尿液，然后通过膀胱将尿排出去。

在这个过程中，肺又会影响大便的运行，即肺与大肠互为表里，肺通调水道又会影响到膀胱的气化。

在这个过程中，水液代谢又受肝与心的影响，心主行血，通过分泌心房钠肽，促进利尿；肝主疏泄，能够分泌血管紧张素醛固酮系统，抑制排尿。所以，肝和心都会影响水液代谢，机体的整个水液代谢就是这样一个过程，这就是我们讲的水谷纳化图，和西医没有区别。

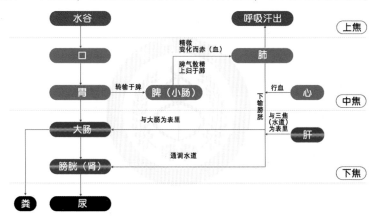

图 13-2　水谷纳化示意图

《灵枢·阴阳清浊》曰："受谷者浊，受气者清。清者注阴，浊者注阳。"浊注于阳明，就是从大肠排出去。"浊而清者，上出于咽，清而浊者，则下行。清浊相干，命曰乱气"。这是在说太阴肺、脾主气，"受气者清，清者注阴"；阳明胃与大肠主谷，"受谷者浊，浊者注阳""胃气降则水谷由咽入胃，胃泌糟粕，下注大肠，化精微，转输于脾，脾气升则水谷精微上出于咽，散精于肺，肺气宣则上焦开发，宣五谷味，熏肤、充身、泽毛，若雾露之溉，其清而浊者下输膀胱"。就这么一个过程。

"清浊相干，命曰乱气"就提出了一个消化病叫作乱气病。乱气病的特征是浊阴不降，清阳不升。比如胃下垂的患者，胃病可用半夏泻心汤，但是有人说这个病我用半夏泻心汤不见效，那是因为你没有发现他是一个消瘦的患者，他有胃下垂，太阴脾气升不上来，可以用补中益气汤。如果用补中益气汤也不见效，他胃下垂以后浊阴也不下行，就是"清浊相干，命曰乱气"，可以加枳实，因为枳实能够收缩脏器的肌肉，促进胃里的食物下行，补中益气汤加枳实治疗脏器下垂的疗效显著增强。所以，学习中医不能太教条，半夏泻心汤可以治胃病，但是不能治百病。

再举个例子：胃体的病，我说了胃胀用半夏泻心汤，如果胃里哗哗地响，也就是中医讲的水渍入胃，要用茯苓甘草汤，也就是苓桂术甘汤去白术加生姜，这时候你用半夏泻心汤是不见效的。因为胃液大量分泌，又不能被吸收和排出，所以胃里才会哗哗哗地响，出现这种情况我们应该去利水。为什么不用白术呢？因为白术是健脾的，生姜才是温胃的。如果你的腹诊很精深的话，在肚子上一摸就能感觉到里面的振水声，就是中医讲的水渍入胃。如果不会腹诊，可以让他去做个 B 超或者拍个 CT，B 超和 CT 的结果其实与中医腹诊的结果是一样的。所以，根据 B 超、CT 的结果你一样可以开处方，中医、西医是没有多大区别，你直接开茯苓甘草汤就行。《金匮要略》还讲："不尔，必作利也。"如果这个疾病长期得不到缓解，他的大便就会变得稀溏，因为他的胃液分泌多了，消化液分泌也多，但是吸收的功能减退，所以他必作利也。还有一种是萎缩性胃炎，胃黏膜已萎缩，也不能用半夏泻心汤。所以，半夏泻心汤不是万能的，我只是在告诉你一个治疗方向。

注释

①盆神经：较细小，共 3 支，由第 2 至第 4 骶神经前支中的副交感神经节前纤维组成。此神经加入盆丛，与交感神经纤维一起行走至盆内脏器，在脏器附近或壁内的副交感神经节交换神经元，节后纤维分布于结肠左曲以下的消化管、盆内脏器及外阴等。

第十四章　脏象　命门

关于命门，众说纷纭。《黄帝内经》认为命门是目，即瞳孔；《医学正传》认为命门是两肾；《难经》认为命门是右肾；温补学派的医家认为命门是肾间动气。

命门是什么？最早《黄帝内经》上讲：命门是瞳孔。中医认为水生木，木生火，这就到了心阳，心阳出于瞳孔，周行全身，称之为营卫（图 14-1）。晚上营卫又回到瞳孔，回到心脏，再下交到肾脏，人就该睡觉了。人晚上睡觉之所以要盖被子，是因为晚上营卫之气弱，人体的营卫之气经过瞳孔回到心脏，再到肾脏去潜伏，第二天再从肾脏到心脏，

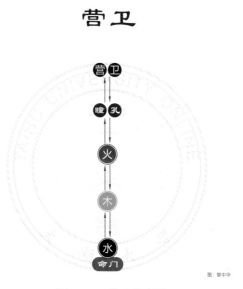

图 14-1　营卫示意图

水生木，木生火，然后升上去从瞳孔出来周行全身。白天往往是不需要盖被子的，卫气比较强，但是晚上尽量还是要盖被子，夏天可以盖薄一点，因为人体的营卫之气潜伏了。为什么我们夜晚睡着的时候容易感冒？因为你觉得在清醒的时候没少穿衣服，可是睡觉的时候你是觉得冷的，所穿的衣服是不够抵挡寒气的，所以睡觉的时候要盖床被子，哪怕是薄一点的，就是这个原因。

第十五章　气血精津液

第一节　气血精津液概论

"气"的本质是气化，气化是以脏腑为工厂，以经络为纽带，以气血精津液为原料，煮了一锅粥，中医叫作气化（图15-1），西医称为物质、能量与信息的转化。

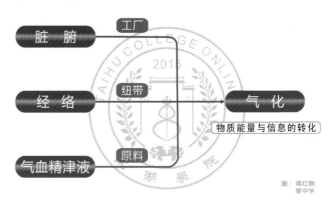

图15-1　气化示意图

气血精津液之间的关系见图15-2。肾主藏精，现代医学的内分泌系统、神经、下丘脑-垂体-靶腺轴属于中医肾的范畴。精和血是什么关系？精血互化，血液的生成与五脏的关系体现在以下几个方面：第一，依赖于肾，肾之精。第二，依赖于肺，肺循环主要是进行氧和二氧化碳的交换，使血液获得氧。第三，依赖于脾，血液中的营养物质从脾运化而来。第四，依赖于肝，肝主藏血，肝脏是血液的调控池。西医认为肝血窦①是血液的调控池，当机体需要血液的时候，肝血窦的血进入到大循环，当血窦里的血液少的时候，血液又回到肝脏。因此《黄帝内经》曰："人卧则血归于肝。"正常人体血液是5L，这5L血液要适应机体运动的变化，在运动的时候，大循环血管里的血液是增加的，血流是增加的，所以《伤寒论》说"阳明病，脉洪大"；人在睡眠时，机体不需要这么多的血液，就在肝血窦中储存起来。第五，依赖于心，心主血脉，血管是没有开口端的、封闭的管腔，血液在血管内循环，循环的动力泵是心，所以心主血脉。

　　总之，血液从心脏出发，然后肺朝百脉，血液通过肺排出二氧化碳，吸收氧气，营养物质通过脾的吸收进入血液，肝调节大循环的血量，肾精促进血细胞的生成。

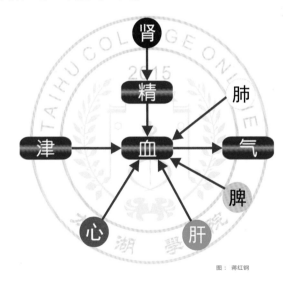

图：蒋红钢

图 15-2　气血精津液的关系示意图

　　津液和血液有什么关系？血液除了白细胞、红细胞、血小板外，还有水，血液就是血细胞加上水、血浆，那是津。免疫系统的免疫细胞②来自血液，特异性免疫淋巴细胞、非特异性免疫粒细胞都在血管里，当需要的时候，免疫细胞跑出血管去攻击病原微生物，中医叫作血以载气。简单来说，气血精津液大体上就是这样一种关系。

一、血

血液需要氧气、营养物质，氧气依赖于肺，营养物质依赖于脾。血细胞依赖于肝、肾、脾，血小板生成依赖于肝，因为肝分泌促血小板生成素③，所以"气滞则血瘀"，长期的肝气郁结，会导致促血小板生成素增加，使血小板生成增加，导致患者瘀血，也就是中医的"由气入血"。比如这个人的脾气暴躁，动不动就打人，开点四逆散疏肝解郁，用上几天后若舌头变紫暗，由气入血分，加当归、川芎就是柴胡舒肝散。血细胞依赖于肾，肾生髓，肾脏分泌促红细胞生成素和雄激素，促红细胞生成素和雄激素的蛋白同化作用④，能促进血细胞的生成。血细胞还依赖于脾，所有快速增殖的细胞都依赖于脾，因为细胞快速分裂增殖，需要大量的营养物质合成。

哪些细胞会快速增殖？比如，消化道黏膜，它要定期脱落。为什么消化道的黏膜快速增殖，而呼吸道的黏膜不快速增殖？因为食物不需要在呼吸道里碾磨，而需要在消化道中碾磨，从食管到肛门，食物天天都在碾磨，所以消化道的上皮更新速度很快，这种处于高代谢更新的细胞，需要大量的营养物质来完成合成代谢，所以它需要脾；再比如血细胞，血细胞和消化道黏膜细胞一样都是快速增殖的细胞，因此血细胞的生长依赖于营养物质。由于营养不良不能满足正常红细胞生成的需要而发生的贫血，导致营养不良性贫血。还有粒细胞、淋巴细胞，如有的患者前一天才感染，第二天查血象白细胞升到 $20 \times 10^9/L$，就是细胞快速地分裂、增殖的结果，细胞要分裂增殖，就依赖于脾的参与，需要蛋白质构成细胞器⑤，需要核酸，这些氨基酸[⑥]、核苷酸[⑦]的代谢合成，则依赖于脾从食物中消化、吸收的营养成分。因此血细胞依赖于肝、肾、脾。

血液的凝血和止血依赖于肝，肝藏血，TPO（促血小板生成素）促进血小板形成。

血液循环依赖于心与肺。肺朝百脉，肺的虹吸作用和氧气交换，会影响血液，这是肺和血液的关系。血液循环依赖于负压，血管最主要的负压是心脏作用，心脏把血液射出去之后，由于大循环是个封闭的系统，形成负压，促进循环，所以机体最大的负压是心脏，其次是肺，呼吸也可使胸腔形成负压。

二、精

中医认为，人体肾脏分泌的激素是骨髓，肾主骨、生髓、藏精，所以激素作用在骨髓就是"精"。

"精"是人体下丘脑的释放激素和抑制激素，也就是肾精。如何判断一个人的肾精水平？当人处于肾精亏虚的时候，促肾上腺皮质激素（ACTH）[⑧]分泌增加，ACTH分泌增加会导致脸上长黄褐斑，所以，从女性的黄褐斑和年龄之间的关系，可以判断这个人的肾精好坏："五七，面始焦；六七，面皆焦"，这就是中医的望诊。不仅是看黄褐斑，还要观察色素沉着在哪里，中医讲耳轮焦枯，耳朵上有色素沉着的也是肾精不好，黑色素细胞导致的色素沉着，男性多见于耳朵，因为男性的皮肤不像女性的皮肤那样白嫩，一般不容易分辨，集中表现在耳轮焦枯。中医讲的焦是黑，枯是干、干枯，焦黑，本质在下丘脑-垂体这个轴。

三、气

气化包括气的变化和运动。气的变化需要两个物质基础：氧和营养。氧依赖于肺气，营养物质依赖于脾气。

气首先是气化功能，第二是防御功能，防御功能主要依赖于白细胞和白蛋白。白细胞与白蛋白有什么关系？拮抗病原微生物感染的补体通过白蛋白运输。低蛋白血症时，机体产生的抗病原微生物的这些小分子，运输不到病灶。白蛋白的作用类似血管中的船，很多的药物和人体免疫系统产生的小分子物质，像补体这些都要通过白蛋白运输，与白蛋白结合运输到病变部位。因此，肝硬化的患者，如果严重到低蛋白血症，容易发生自发性腹膜炎[①]。临床上肝硬化患者的感染老是控制不好，不要急着换抗生素，先查一下白蛋白的数值，如果白蛋白只有 20g/L，首先考虑给患者输白蛋白，而不是去调整抗生素，因为抗生素大部分都要结合在蛋白上，通过蛋白运输到病灶中去。中医讲要补"气"，黄芪能够促进白细胞的生成，白术能够提高蛋白，防风是个免疫增强剂，合起来就是玉屏风散。所以，气化是脏腑经络气血精津液完成的气化，气第一个功能是气化，第二个功能是防御。

气化的过程是以脾胃为中枢，脾胃是升降之枢纽，消化吸收是气化的第一步，消化吸收的过程中有肝胆的参与，肝胆会影响消化吸收；然后肺朝百脉，给血液加氧；心主血脉，运行全身；肾主水，司二关，排除代谢废物，并且通过激素来促进消化吸收。心、肺、肝、脾、肾都参与了人体气化的过程，都起了作用，在治疗上一定要把这个理论和临床相结合。

气的运动变化，推动精、血、津液的生成与相互转化，叫作气化。气化是生之本，没有气化，最后一定是没有神的。若一个人100天不吃东西，神从哪儿来？一定是个死人；如果完全气化了，也是没有神的，因为形体会腐败。所以，气化是生之本。形、气、神里面"气"是什么？是生命的根本，没有气化，最终就没有形和神。生之本，以谁为本？后天之本是脾胃，主营养物质的消化吸收；先天之本是肾，由激素在控制。气血精津液的运动与变化称为气化，气化是生之本，濡养脏腑、经络、肢节形骸，生命的根本就是新陈代谢。

人体的气化首先是受纳（吃饭）。食物在胃里腐熟，腐熟后通过幽门通降，由胃排到十二指肠，进入小肠（脾），脾受承运化，进一步消化和吸收。为什么脾主运化？因为胃中的食糜没有完全消化，是半消化状态，需经过小肠、脾的进一步运、磨、变化，这个运化过程还要受肝、胆的影响，肝、胆分泌胆汁，胆汁进入十二指肠，帮助小肠化谷，食物经小肠运动变化以后，进行分清泌浊，分清就是脾主升清，清的部分入血液，泌浊就是浊入大肠。分清入血，是通过肠系膜静脉吸收进入血液，经血液携带到肺，然后与氧结合，再归心。到肺带氧归心，是中医讲的心主血脉，来布散皮毛，行于脏腑，运行到全身；行于脏腑之后，代谢产物排出，水分就通过呼吸和汗液排出去；肝主疏泄，通过胆汁包括小肠消化，再通过通调水道，帮助机体血液、津液的运行。

血液、津液布散皮毛，行于脏腑，下输膀胱。血液布散皮毛行于脏腑，或者走表，通过出汗和呼吸排出。因为走表能带走体温，由于 ATP[⑩]不断地分泌和动员，体温会越来越高，必须要通过走表来散热。为什么不能够通过膀胱散热？因为膀胱通过尿液带走的体温很少，人的体表面积很大，通过汗液带走体温的效率远远高于膀胱。所以带走体温通过走表，经过呼吸和汗液排出，部分下输膀胱通过尿液来排出。分清入血，泌浊到大肠，大肠进一步吸收水分。食物中少量的水分在胃吸收，大量的水分在小肠分清泌浊吸收，大肠最后进一步吸收水分，然后到了乙状结肠，水分被彻底吸收，形成成形的大便，吸收的水分通过大循环渗入膀胱，形成尿液排出，剩余废物通过大便排出。这就是人体基本的气化图（图15-3）。

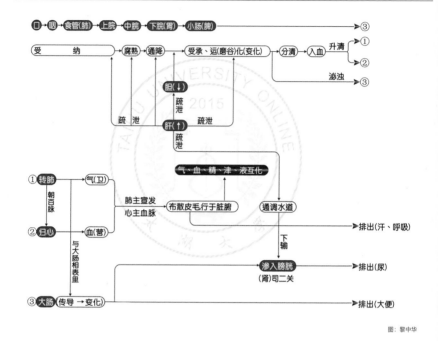

图：黎中华

图 15-3　人体气化示意图

看看这张图，其实西医的生理学讲新陈代谢的时候，与中医《黄帝内经》的内容没有区别，只是中医用了文言文，东方的语言，西医用了西医能够理解的语言来写这个过程，说的是同一件事情。

第二节　气血精津液之间的关系

一、气与血的关系

血细胞的生长依赖于营养物质，因为血细胞和消化道黏膜细胞一样都是快速增殖的细胞，需要大量的营养物质合成。

血以载气，气能生血。比如当归补血汤中黄芪配当归，就是运用气能生血的理论，这是李东垣的当归补血汤。还有精血互化，比如当归配熟地，这是张景岳的金水六君煎的配伍，他强调精血互化，强调激素对血细胞生成的作用。而李东垣则强调消化功能障碍导致的血细胞不能正常生成，用当归补血汤（当归配黄芪）。其实，这是一个生理过程的不同角度，临床上根据疾病的不同情况，可以用当归配熟地，也可以用当归配黄芪。

血以载气，血液怎么载气？第一，消化道吸收的营养物质，通过肠系膜的动脉、静脉进入血管，再通过心脏的大循环，运输到组织中去，这个过程中医称之为血以载气；第二，免疫细胞随血液在大循环里面循环，大循环是免疫系统最大的免疫细胞池，免疫细胞是在大循环里循环，当局部有炎症的时候，就从血管中跑出去对抗病毒、微生物，发生红、肿、热、痛炎症反应。这就是中医的"血以载气，气能行血"。

二、气与精的关系

气与精的关系体现下丘脑-垂体-靶腺轴有以下几方面作用：

第一，影响消化。肾精能够帮助消化，中医有一个处方——术附汤，有暖中补肌益精气的功效，方中白术、附子、甘草、生姜、大枣，既有补脾的作用，还有补肾的作用，当脾虚之人用白术不见效的时候，可以加附子，也就是提高机体的激素水平，就能够增强消化功能。

第二，能够增强机体合成代谢。如果合成代谢主要表现在增强肌肉的合成代谢，就用术附汤暖中补肌，如疗效还不行，加桂枝；如果机体的合成功能主要表现为全身的低代谢，要提高全身的代谢水平，就用人参配附子，即参附汤。

第三，调节免疫。免疫系统是气，但是精会影响机体的免疫，中医称之为太少两感证。机体与病邪抗争，需要淋巴细胞、粒细胞的参与，这是中医说的由脾气所主，例如玉屏风散为脾气所主。但实际上，控制免疫系统的背后是肾。

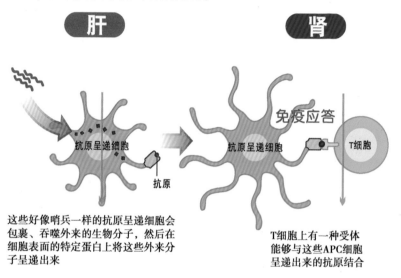

图 15-4　肝肾免疫过程示意图

图 15-4 中所示，识别抗原靠的是肝脏中的库普弗细胞和血液中的单核细胞，在抗原被识别之后，能够引起淋巴细胞活化的是肾，因为是激素在调节淋巴细胞的活化水平，淋巴细胞活化以后，大量增殖的淋巴细胞去攻击病原微生物，这个过程由脾气所主。所以，一个反复感冒的人，如果补气不见效，就要去补肾，此为气与精之间的相互关系。

最能说清楚气和精的关系，是一张方子：张景岳的补阴益气煎。补阴益气煎在补中益气汤的基础上加了地黄、山药，因为脾虚的人常合并肾虚，三阴是递进关系，如果用补中益气汤不见效，加地黄、山药，就是张景岳的补阴益气煎，就是在讲气与精的关系。肾精本身不能调节机体的代谢，而肾精要调节机体的代谢需通过精化气。

机体的营养代谢是由气所主的，肾精通过化气的作用来影响人体的功能，所以，精和气之间的关系非常密切。当一个气虚的人使用人参不见效时，可以加一点附子；如果患者脉搏偏细，表现出肾精不足，用人参配一点儿熟地，就是张景岳的补阴益气煎。

补中益气汤是在讲气与血的关系，气虚、中气下陷用黄芪补气，气虚会影响血的生成，所以，用黄芪时要加一点儿当归；而补阴益气煎是在讲精与气的关系，气虚的人多伴有肾虚，在补中益气汤的基础上加了地黄、山药。一个中气虚的人，予补阴益气煎更恰当，不过复形质要吃 100 天。

三、精与血的关系

激素促进血细胞的生成，促红细胞生成素① 在肾脏生成，这就是精与血的关系。要了解精与血的关系可去看温补学说，张景岳的学术思想先是强调精与血的关系，后来又强调精与气的关系。总之，温补学派的核心思想，就是从精上入手。

温补学派擅长哪几个药？第一，当归配熟地，讲精与血的关系；第二，熟地配黄芪，讲精与气的关系；第三，熟地配附子，讲阴与阳的关系。如果温阳不见效，吃了温阳药上火不见效，用地黄去配附子，因为这个人有肾精亏虚，需要填精；如果补血不见效，用地黄去配当归；如果用了补中益气汤不舒服，不见效，就用地黄去配黄芪，就是补阴益气煎的配伍。温补学派始终从精入手来应对各种情况。

四、津与血的关系

津与血是什么关系？人体内的水分约占体重的 60%，其中：细胞里面的水也就是细胞内液占 40%；细胞外的水中组织间液占 15%，组织间液就是细胞与细胞之间的水，血浆占 5%。而这 5% 的水占血液的比例是多少？人体的血液大约是 5L，其中 55% 是血浆，津占血的一半多一点儿，50%~60%，这就是津与血的关系。

津包含了细胞外液（组织间液和血浆），而细胞外液中的组织间液和细胞内液是能够相互流动的，当细胞内液少了，组织间液就跑进细胞内，细胞是泡在组织间液中的，就像妊娠的时候，胎儿泡在羊水里面一样，和组织间液的成纤维组织、周围结缔组织固定起来。这些细胞外面的组织液与细胞内液是相互沟通的，组织液和血浆也是沟通的，当人体血液中缺少水的时候，组织液就流到血管里。

人体的血液由血浆和血细胞组成。血细胞包括血小板、红细胞和白细胞，都由骨髓生成。从细胞内液、组织间液到血浆，这是津与血；从血小板、红细胞到白细胞，这是气与血。白细胞是人体的免疫细胞，主要是由淋巴细胞和粒细胞构成，这两种细胞都是攻击病原微生物的，淋巴细胞是特异性免疫[12]，粒细胞是非特异性免疫[13]，共同构成人体的免疫系统，也就是中医所讲的气；红细胞、血小板是人体的血，气与血相关。血液的血细胞有两种颜色，红色的是红细胞、血小板，白色的是白细胞，由于血液中的红细胞和血小板数量多，所以，血液整体表现出红色。它里面实际上还有白色的物质，是中医所讲的气，这就是血以载气。血在骨髓生成，中医讲精与血，精能够化血；精还能够化气，生成人体的白细胞，白细胞也是在骨髓中生成。这些就是气血精津液之间的基本关系（图 15-5）。

明白了气血精津液之间的关系，就能明白很多的道理。比如说肝硬化的患者舌面无苔。为什么舌面没有苔？因为舌苔的生成依赖于唾液，角化上皮在缺乏水分的时候要脱落。舌苔是舌黏膜的角化上皮，角化上皮黏附在舌上要依赖于唾液，当没有唾液的时候，角化上皮就会脱落，完全没有唾液的人，舌苔是会脱落的。为什么肝

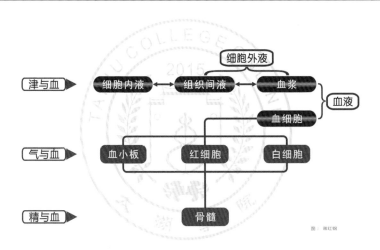

图 15-5　气血精津液之间的基本关系示意图

硬化的患者出现舌面无苔又水肿？因为血管里的水跑到组织中，所以出现水肿；而血管里的水分减少，血液流过大脑的时候，血带给大脑的信号是缺水，所以唾液分泌减少，舌苔脱落没有苔。因为血液里的水跑到组织中去，所以肝硬化患者到后期腹水的时候，他是缺水的，他的血液是缺水的。血液缺水通过循环，传到口渴中枢，带给大脑中枢的信号是缺水，就会抑制唾液分泌，抑制唾液的分泌就是在让患者喝水。

　　例如，一个人在太阳下长时间晒，汗液蒸发，血液中的水分减少，首先会抑制唾液分泌，因为抑制唾液分泌会导致口渴而去喝水。由于抑制了唾液分泌，舌上的黏膜细胞因没有唾液的浸润而脱落，这种肝硬化的治疗是非常困难的。一般会认为舌面无苔是阴虚，治疗会给予养阴利水，但实际治疗不需要养阴利水，养阴利水是不对证的。根本原因是要补脾，用大剂量的白术来升高患者的白蛋白，只有白蛋白升高了，水才能回到血液中去。因为胶体渗透压低，血液中的蛋白少，水就会跑到组织中去。或者不用大剂量白术补脾，用方药中的苍术防己汤，最简单的是每天输白蛋白，西医消肝硬化腹水的治疗就是输入白蛋白，所以，中西医实际上是相通的。

五、精血气的关系

中医认为，人体肾脏分泌的激素是骨髓，肾主骨、生髓、藏精，所以激素作用在骨髓就是精。精分化产生红细胞、血小板就是血，产生白细胞就是气，血以载气。精这些激素的生长因子作用于骨髓，产生红细胞、血小板，这是血；产生白细胞这是气，血和气有共同的造血干细胞的起源，之后分了两支，所以血和"气"的关系很密切，而血里面的血小板和红细胞的关系更密切，这个细胞之间的关系的密切程度，可以从细胞的发育树上看出来。所以淋巴细胞和T细胞、B细胞功能关系更密切（图15-6）。

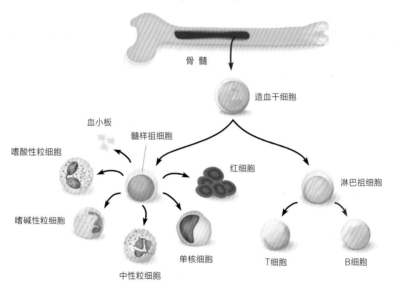

图15-6　骨髓造血过程

第三节 精血同源

一、精血同源

我们来探讨温补学派的精血同源，前面的章节详细地讲述了精和血的关系，精能化血，中医的血液和西医的血液在很多地方是高度相关的，血细胞是在骨髓里生成的，它受激素的支配，皮质激素和性激素能够影响促进血细胞的生成。比如说雄性激素等，所以男性比女性的血液更充沛，他的血色素更高。

温补学派的张景岳把精血同源发展到了极致，精血同源有中医基础理论的支持，它在临床操作上同样也有基础。有一个经典的配伍当归配地黄，熟地配当归。填精的时候，常常在熟地的基础上加当归，养血又在当归的基础上加熟地。而熟地配当归是不是张景岳的原创呢？我们不可否认，张景岳的思想在理论上有很大的发挥，但是往上追溯，可以追溯到宋代的《太平惠民和剂局方》，书中有一个养血的处方，叫四物汤，是由熟地、当归、川芎、芍药组成的。一个养血的处方居然用了熟地，也可以用生地，熟地配当归，精血同源，很明显张景岳的金水六君煎的架子就出来了，川芎、芍药是养血的，如果有痰加上二陈汤，那就是金水六君煎。这里就可以看到他精血同源的思想，血虚加熟地，而金水六君煎治肾虚痰泛，那是精亏加当归。四物汤来自于宋代《太平惠民和剂局方》，到了明代张景岳温补学派兴起，《景岳全书·新方八阵》就提出了金水六君煎，以及他的左归丸、右归丸的配伍，都可以看到他精血同源的思想。

四物汤是不是从宋代《太平惠民和剂局方》开始的呢？不是，

熟地、当归、川芎、芍药，这是源于唐代《仙授理伤续断秘方》。其实往上追溯，张景岳在千金内补当归建中汤用了当归、芍药，这个方来自《千金方》，但是《千金方》集的是张仲景的方。然后如出血很多，血很虚的人，加地黄；如果没有当归用川芎。《金匮要略》的千金内补当归建中汤，用了当归、芍药，因为它是小建中汤有芍药，若出血多的加地黄，治疗妇人产后血虚；如果没有当归，可以用川芎。我们往上追溯到了《金匮要略》，也就是说中医的各家学说，它是有理论渊源和学术传承的。

二、金水六君煎

金水六君煎是温补学派代表人物张景岳的一个重要处方，载于《景岳全书·新方八阵》，书里有古方八阵和新方八阵等，其中新方八阵是张景岳自创方。这个方为什么叫金水六君煎呢？因为它是由六味药组成，所以叫六君煎，又因为中医认为金生水，肾虚则子盗母气，导致肾虚痰泛，引起患者咳嗽、咳痰，这个处方肺、肾两补，所以叫作金水六君煎。

金水六君煎的构成，其中有陈皮、半夏、茯苓、甘草，这 4 味药是中医的二陈汤，一个化痰的处方。因为肾虚痰泛，所以用化痰的处方，这是治标；因为这里产生的痰是由于肾虚所致，所以还需要治本，用当归、熟地补肾填精以治本。此方重用熟地三到五钱，也就是 9~15g，1 钱约 3.33g，如果考虑到小数点，可以是 10g，为方便记忆，我们通常以每钱 3g 计算。本方以熟地为君补肾填精，为什么要配当归呢？实际上体现了温补学派的重要学术特色——精血同源。当归在这里是养血的，由于精血同源，肾精亏虚，会导致血虚，所以金水六君煎证的患者，多是芤脉，芤脉是典型的血虚脉。因为阳化气，阴成形，精血皆属于有形，所以金水六君煎证不仅表现为肾虚，很多人都表现为芤脉。为什么会表现为芤脉？这要谈到中医讲的肾精亏虚的本质，本身是下丘脑垂体、肾上腺功能低下，肾上腺分泌皮质激素、醛固醇[14]和醛固酮[15]。我们的 TMR[16] 杂志有一个作者投了一篇文章非常好，转述给大家：肾虚的人醛固酮激素水平低，醛固酮激素是一个保钠的激素，当肾虚导致醛固酮激素分泌减少，尿液排钠增加，会导致患者多尿。人体很多的器官都有醛固酮激素的受体，比如说舌头，舌头有醛固酮激素的受体——唾液腺；还有支气管，也有醛固酮激素受体。当醛固酮激素分泌减少，会导致排钠量增加，在舌头上表现为口咸，在支气管肺泡上表现为咳出的痰液咸。由于醛固酮激素分泌减少，导致腺体分泌增加，口腔的腺体分泌增加，就表现为多津液；支气管肺泡的腺体分泌增加，就表现为多痰。而当醛固酮激素分泌减少，表现为水分大量丢失的时候，患者血容量不足，就是芤脉。血管的力量中血容量是一个重要的原因，当失血或者其他原因导致的血容量不足的时候，摸脉轻取即得，重按稍减，就是因为血管里的血容量减少，就像一根水管，当水管里的水减少的时候，一按水管就扁了，这就是芤脉。

　　中医讲精血同源，故当归和熟地一起配伍。养血的药那么多，为什么选当归？因为当归不但养血还能止咳。《神农本草经》记载当归有止咳的作用，这个处方里恰恰在养血的药中选择了当归，治疗肾虚痰泛，这是经过深思熟虑的。当归配熟地，精血同源，是温补学派张景岳的一个重要配伍方法，比如：右归丸用当归配熟地，补肾填精，再加桂、附温阳，就把一个养阴的处方变成了一个温阳的处方。金水六君煎的配伍是张景岳的经典配伍，当归配熟地治本，再加上陈皮、半夏、茯苓、甘草治标，体现了中医标本兼治的思想。

金水六君煎（《景岳全书》）

当归 6g　熟地 9~15g　陈皮 4.5g　半夏 6g　茯苓 6g　炙甘草 3g
如大便不实而多湿者，去当归，加山药；如痰盛气滞，胸胁不快者，加白芥子 2.1~2.8g；如阴寒盛而嗽不愈者，加细辛 1.5~2.1g；如兼表邪寒热者，加柴胡 3~6g。

处方中有几个重要的加减：

第一，加生姜 3~7 片煎煮。为什么要加生姜？有两个原因：① 方中熟地滋腻，加了生姜有助于熟地的运化。吴门的五制熟地法[17]中，有一个办法就是用生姜配熟地，这是我们独特传承的五制熟地法之一，这里加生姜就是以阳化阴，帮助熟地的运化。② 这个处方有两个适应证，一个是肺肾虚寒，肾虚痰泛，另一个是老人血虚，感受外邪。老人阴血亏虚，感受外邪，要用生姜来散寒解表，驱除外邪。

第二，后面的加减法有一条：表有寒者加柴胡。治疗什么？治疗外感，注意它的剂量是 3~6g。小柴胡汤中柴胡用的剂量比较大，24g，当然，也有人考证，认为柴胡的剂量还要大，我们这里不去讲它的各种考证方法。这里有一个问题：柴胡劫不劫肝阴，伤寒学派认为柴胡不劫肝阴，对于一个体质正常的人，小柴胡汤的柴胡用到 24~30g 都没有问题；温病学派认为柴胡劫肝阴，肝肾阴虚的人用了柴胡，阴虚风动，因为柴胡能够升高血压，所以补中益气汤用柴胡升高血压，阴虚阳亢的人用了柴胡，就会不舒服。金水六君煎为什么用柴胡？因为方中有当归、熟地，柴胡体阴而用阳藏血，当归养血，当归、熟地配上柴胡、生姜，还有茯苓、甘草，就是黑逍遥散。这个处方的配伍非常巧妙，当归、熟地配上小剂量的柴胡 3~6g，就不会出现劫肝阴的情况，因为滋水可以涵木，柴胡劫肝阴不外乎是阴虚阳亢，这就是把黑逍遥散给融进金水六君煎。

第三，处方中还有一个加减：寒加细辛。源自《伤寒杂病论》的麻黄附子细辛汤，"内有陈寒者加细辛"，这个方既治肺肾虚寒，又治阳虚外感，加上细辛就能治肺肾虚寒，甚者加干姜、细辛、五味子。

　　第四，便溏去当归加山药。山药配熟地就是《金匮要略》中金匮肾气丸的架子，熟地配山药是《金匮要略》里的代表配伍。为什么便溏去当归？因为当归能通大便，利用当归通大便是温补学派的一个特色，代表方有济川煎，"济川归膝肉苁蓉，泽泻升麻枳壳从，肾虚津亏肠中燥，温润通便法堪宗"，就是利用当归来通便，所以说大便不实，去当归加山药，把济川煎的思想运用其中，加上山药又转到金匮肾气丸的配伍上，山药、熟地、茯苓这些都是金匮肾气丸的配伍。

　　第五，痰气壅盛、胸胁不快加白芥子。白芥子化痰，中医认为白芥子能去皮里膜外之痰。什么叫皮里膜外之痰？就是体腔、胸膜、腹膜等地方的痰液。白芥子非常擅长去皮里膜外之痰，比如控涎丹、子龙丸，这是一个经典的配伍。白芥子为什么能化痰？因为白芥子能够抑制水通道蛋白，通过抑制关闭体膜的水通道蛋白，进而抑制痰液的分泌，抑制胸水、腹水。水通道蛋白存在于黏膜，比如呼吸道的黏膜，它的开放导致痰液分泌，而白芥子能够抑制水通道蛋白，就可以治疗痰涎壅盛。所以，对胸胁不快、痰盛气滞者加上白芥子，抑制水通道蛋白，减少痰液的分泌，治疗痰多。白芥子配上熟地，就是阳和汤的架子，阳和汤就是用熟地补肾，用白芥子化痰，治皮里膜外之痰。比如乳腺癌，长在皮下，皮肤和胸腔之间，熟地配白芥子就是一个补肾化痰的重要的配伍。熟地补肾，可以提高醛固酮的水平，减少液体的分泌，尿液、痰液、唾液；白芥子关闭水通道蛋白，进一步减少液体的分泌，痰液、胸水、腹水等，这里又是一个标本兼治的办法。后世的阳和汤就是这个架子。当然，如果要增强白芥子化痰的作用，还可以加车前子，龙胆泻肝汤就用车前子，车前子能够利湿、利水、化痰，还能补肝肾，填精，所以五子衍宗丸用车前子；如果要增加熟地的补肾作用，可以用车前子去配熟地，五子衍宗丸、十味肾气丸、济生肾气丸都表现这个规律，只不过五子衍宗丸没有熟地而已，十味肾气丸就是配上了车前子，用车前子配熟地，增强熟地补肾的作用。车前子配陈皮、茯苓、半夏、甘草，增强二陈汤化痰利湿的作用。如果痰多的，这个处方还可以加上车前子，增强白芥子的化痰作用；如果气滞的加苏子，苏子配白芥子，也可以加莱菔子，三子养亲汤，治疗气盛，肺气不降；肺与大肠相表里，如果有肚子胀的，可再加 30g 莱菔子，这样把后世的方都融入其中了。

所以，在这个处方里面可以看到金匮肾气丸——山药；看到了麻黄附子细辛汤——细辛；还看到了黑逍遥散——柴胡。这些方甚至包含了阳和汤、三子养亲汤等处方架构，最重要的是当归配熟地——右归丸的架子，体现了精血同源，当归、熟地、陈皮、半夏、茯苓、甘草标本兼治。便溏去当归加山药，又蕴含了济川煎的意思在里面，这个处方深刻地体现了温补学派的学术思想。

第四节　五脏与气血精津液

一、五脏化谷

气化的能量主要来自脾胃，因为脾胃主水谷纳化。脾胃主水谷纳化还要受其他脏（腑）的影响。

（1）肝（胆）的疏泄：中医讲肝升胆降，胃主受纳，依赖于肝的疏泄；脾主运化，依赖于胆汁的运化，胆汁是消化脂肪的，分泌不及就会出现脂肪泻。木克土是导致消化道疾病的一个重要表现，当我们出现消化道症状，用太阴阳明去治效果不好的时候，首先要想到肝。

（2）肺朝百脉：肺朝百脉就是"水谷精微输脾归心，经肺朝百脉，或化生宗气，贯心脉而行呼吸；或化为卫气，经肺宣发，外主皮毛，则行气于腑，腑精神明；或流行于四脏，气归于权衡"。实际上是说水谷精微到了肺，一旦与氧结合，可以通过血液运行到身体任何一个部位，与氧结合生成二氧化碳，产生 ATP。当消化道的精微物质进入肺循环，与氧结合之后，血细胞携带氧，经过血液运行到全身，将氧输送到全身需要的地方，无论是宗气、脏腑都需要。

（3）心主血脉：营养物质的运输，代谢废物的排出，依赖于心脏。人体的营养物质水液代谢产物，也依赖于心脏。

（4）肾藏精与命火养后天：如果一个人表现为吸收不良，那么在健脾不见效果时，首先要想到补肾。如果这个人消化不好，在和胃的基础上不见效时，首先要想到疏肝。

二、心脏与津液的关系

津液的代谢与心脏、肾脏的作用关系密切。这要从血和液的关系来说（图15-7）。人体的液和津，稠厚的是液，稀薄的是津，津液包括细胞外液和细胞内液。细胞外液又可分成组织间液和血浆，心主血脉，血液在脉管系统里循环；组织间液存在于组织的细胞与细胞之间；人的脉管里有血细胞和水，血细胞分为红细胞、白细胞和血小板，血浆的主要成分为水，血细胞和血浆共同构成血液，血液量约有 5L，当血液量增加就会泌尿，通过肾脏泌尿把多余的水分排出。所以，心和肾影响血浆中的水。血浆中的水又受组织间液的影响，因为组织间液是血浆中渗出去的水分，当血浆中水分减少时，组织间液又跑回到血浆中，这就涉及心脏。

心脏有内分泌功能，由心房的肌细胞合成并释放心房钠尿肽。当血量过多，中心静脉压升高，回心血量增加，循环血量超过 5L，

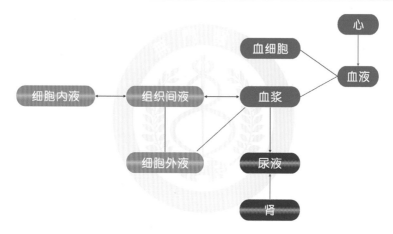

图 15-7　血与液的关系示意图

心房壁受牵拉，心房细胞压力感受器兴奋，就会释放心房钠尿肽。心房钠尿肽最重要的作用就是利钠、利尿和调节循环血量，其作用靶器官是肾脏，通过增加肾小球滤过率，抑制肾小管的重吸收，使得肾小球泌尿增加，肾小管重吸收尿液减少，最终形成尿量增加，导致血液中的水分减少。当血液里水分减少时，组织间液也会减少，因为组织间液会跑到血管中去，从而调节全身的水液代谢。所以，人体的水液代谢还受心主血脉的影响。

　　心与肺之间也有关系，机体的血管紧张素 III 在肺脏活化。肺朝百脉，朝就是肺一呼一吸形成负压吸引，像潮水一样，同时还经过血管紧张素 III 影响外周血管的张力，血管就是脉。

　　明白上述道理，就明白麻黄为什么能发汗？麻黄可以抑制汗腺钠的重吸收；为什么能利尿？麻黄可以扩张入球小动脉，抑制肾小管钠的重吸收。白术也能够抑制肾小管钠的重吸收并合成白蛋白，所以白术也能够制水。熟地、益智仁能够升高皮质激素，促进肾小管钠的重吸收，所以能够治疗多尿。干姜能够抑制腺体分泌，所以不论是咳痰多，吐口水，喜唾，大便稀溏，或者女性的白带增多，都可以用干姜，或者用干姜配白术。其实症状表现在哪里不重要。

表现在脾，用干姜配白术；表现在肺，再加点儿麻黄，变成小青龙汤，就是这一点区别而已。

第五节　雄激素与治术和治水

下面从内分泌的角度讲解几个吴门的验方。我们曾经从雌激素和皮质激素的角度讲过吴门验方，现在从雄激素的角度讲解吴门的验方，看看如何理解和应用。

一、雄激素作用

雄激素具有以下几个作用：

第一，雄激素升高可导致水肿。高水平的雄激素可导致人体的水钠潴留，因为水钠潴留会使机体的液体分泌增多，表现为舌苔厚腻。当体液增加时，唾液分泌增多，导致舌上的角化上皮细胞更加粗大肥厚，表现为多津液、舌苔厚腻。雄激素导致水钠潴留，取决于机体水分的多少。

第二，雄激素水平升高可导致腓肠肌痉挛。当雌激素水平低时，腓肠肌容易痉挛，腿抽筋；而当雄激素水平升高时，也会引起腓肠肌痉挛，雌激素和雄激素的作用是相互拮抗的，雌激素导致腓肠肌松弛，只有当雌激素水平低时，会导致腓肠肌痉挛；而当雄激素水平过高，也会导致腓肠肌的痉挛，中医奇经八脉中讲的阴跷脉、阳跷脉，就是雄激素的作用。

第三，雄激素水平升高可导致失眠，雌激素水平低了也会导致失眠，这也是互相拮抗所致的。为什么更年期女性睡眠不好？因为更年期女性雌激素水平低导致失眠，而雄激素水平升高表现亢奋，也会导致失眠。

第四，雄激素水平升高可导致脱发。雄激素水平高，在女性表现为以百会穴为中心的，围绕着百会穴的头发稀疏，头顶头发稀疏、掉头发；男性表现为前额发际线高，发际线向后推移出现秃头。

第五，雄激素水平升高可导致皮脂腺分泌旺盛，在脸部出现皮肤油腻，一身都是油，下身汗出如油、骚臭。

第六，高雄激素水平常见于木型人。什么是木型人？脸型方，受性激素、基因遗传的控制，表现出高雄激素体征。

二、治木与治水

我们首先讲两个吴门验方：枇杷饮和柴妙饮。枇杷饮和柴妙饮两个处方是有渊源的，枇杷饮治疗少阳湿热上扰之痤疮、皮肤油腻，用枇杷叶宣肺；柴妙饮治疗少阳湿热下注之早泄、下身汗出如油、骚臭等，用了牛膝。下面分析几个具体案例：

柴妙饮：

比如一男性患者，失眠，脱发，皮肤油腻，舌苔厚腻。

这是一个柴妙饮证。失眠，是由于雄激素水平增高，导致不睡觉；脱发，是雄激素增高导致发际线向上推移，出现百会穴脱发；皮肤油腻，是皮脂腺分泌旺盛，肝经湿热；舌苔厚腻，是雄激素升高导致水肿。如果患者有遗传因素，常表现为木型人，脸型很方，鼻梁附近发青，有少阳证的指征。尺脉弦数，弦则为泄，出现早泄；数则为热，湿热下注，注意鉴别泌尿道是否有感染。会阴潮湿，汗出如油，腰部酸痛，与面部皮肤油腻的表现是一样的。

因为脉弦，用小柴胡汤；由于在下焦，用四妙散，合起来就是柴妙饮。如果脉数者，加蒲公英、白花蛇舌草抗感染。

其实只要把中西知识汇通了，再去看待疾病就是简单的，而且，你能够准确地说出疾病的症状。通常这类患者不单单是来治疗失眠、脱发的，其实是要治疗他的早泄。为什么？因为他雄激素偏高，兴奋频率高，相火妄动，容易兴奋，但是他挺而不坚，坚而不久。

枇杷饮：

吴门验方枇杷饮和柴妙饮是很相似的，都具有清泄少阳相火的作用，它们的区别在于病位不同。

枇杷清肝饮方：枇杷叶 12g，茵陈 30g，泽泻 30g，苍术 30g，生甘草 3g，荷叶 30g，海藻 30g，郁金 30g，黄芩 9g，枯矾 1g（吞）、制首乌 20g。

枇杷饮主要是以枇杷叶为君药，因为痤疮长在头面部，要用枇杷叶宣肺、清肺。

治木与治水：

吴门验方太乙洗髓膏也能治疗阳痿、早泄，是吴门一个典型的补肾、填精的处方，那么它和柴妙饮是什么关系？

太乙洗髓膏方：

三粉：山药 30g，茯苓 30g，人参 6g。

四胶：鹿角胶 9g，龟胶 9g，阿胶 6g，牛脊髓 30g（打）。

五地：五制熟地 30g，水煎，绞汁。

七子：桑葚子 10g，枸杞子 10g，车前子 30g，五味子 6g，菟丝子 30g，女贞子 30g，牛蒡子 9g。

九九归一：肉苁蓉 30g，山茱萸 30g，丹皮 6g，狗脊 9g，怀牛膝 30g，炒杜仲 9g，当归 9g，制鳖甲 10g，天门冬 15g，水煎收膏。

主治：先天不足。

治肾要用回阳饮和太乙洗髓膏。回阳饮是温，洗髓膏是补，一个偏温，一个偏补（治疗肾虚），补肾、填精、回阳；治肝要用枇杷饮和柴妙饮，清泻相火湿热。两组处方都能够治疗生殖系统疾病，治疗相火妄动导致的泌尿、生殖系统疾病，包括肿瘤，比如前列腺肿瘤。

再从枇杷饮、柴妙饮、回阳饮和洗髓膏去看吴门验方，枇杷饮和柴妙饮是一个对方，回阳饮和太乙洗髓膏又是一个对方，它们的区别主要表现在：

第一，枇杷饮和柴妙饮是治疗雄激素水平过高的，回阳饮和太乙洗髓膏是治疗雄激素水平偏低的。

第二，枇杷饮和柴妙饮是泻，清泻相火，回阳饮和太乙洗髓膏是补，补肾、填精、回阳。

第三，枇杷饮和柴妙饮是治木，回阳饮和太乙洗髓膏是治水。

第六节　胸腺

一、胸腺

胸腺是人体的一个重要器官，西医解剖学有这个器官，在中医的脏象学说里找不到胸腺。胸腺究竟有什么特点？

第一，胸腺是个淋巴器官，T 淋巴细胞[18]在胸腺里面发育。学中医的可能对 T 淋巴细胞不太熟悉，只知道它是淋巴细胞的一种。T 淋巴细胞在胸腺发育的过程中，对人体的抗原发生免疫耐受，这个过程不再详细讲述。T 淋巴细胞在胸腺里面发育、选择的过程，决定了人出生以后对哪些抗原应答，对哪些抗原不应答，这是由 T 淋巴细胞决定的。T 淋巴细胞是在胸腺里发育成熟的，这个过程大家可以参看免疫学内容。

胸腺瘤容易合并自身免疫病和免疫缺陷病。所谓免疫缺陷病，就是 T 淋巴细胞对外来抗原的免疫应答低下；所谓自身免疫病，就是 T 淋巴细胞对自身抗原发生免疫应答，因为 T 淋巴细胞对抗原的应答与否和它的发育有直接关系，而促使它发育成熟的器官就是胸腺，所以说胸腺是一个免疫器官。

第二，胸腺是一个内分泌器官。胸腺能够分泌一种激素（肽类激素），也是蛋白质，叫胸腺素（胸腺肽）[19]，能够提高人体的免疫力。临床上有一个药物就叫胸腺肽，进口的胸腺肽叫日达仙，国产的叫胸腺法新等，胸腺肽最早是提取的，现在是人工合成的。胸腺肽是一种激素，能够作用于免疫细胞，提高机体的免疫应答能力，主要用于治疗感染性疾病、免疫缺陷病和肿瘤。所以，胸腺既是一个免疫器官，又是一个内分泌器官，不过它内分泌的靶向细胞还是免疫细胞，这是它的特殊性。

第三，胸腺位置在胸腔前纵隔，胸骨后，所以叫胸腺。这个器官很特殊，是人体最早衰老的器官，因为胸腺相对最大的时候，是在胚胎后期到出生前，此刻胸腺重达 10~15g。为什么说是相对最大呢？因为这个时期人很小，体重约 3~4kg；出生以后胸腺继续长大，到青春期胸腺达到最大值，为 30~40g，但此时人的体重为 50~70kg；青春期以后就开始退化了，到老年时期只有 15g。所以，在出生前，与青春期和老年期相比，胸腺的体重比最大，进入青春期以后，它就开始退化，是人体最早开始衰老的器官。

二、胸腺瘤

明明人体解剖存在胸腺，偏偏中医的脏象学说里面没有，如果不知道胸腺是什么东西，得了病怎么治？难道中医没有认识到胸腺的存在吗？好像有。我们讲一个病——胸腺瘤，是胸腺最常见的疾病，大家就清楚了。

胸腺瘤的主要症状有：咳嗽、胸痛、吞咽困难、呼吸困难、声嘶、颈部肿块及上腔静脉综合征。为什么会出现这些症状？因为胸腺长在前纵隔，胸骨后面。当它压迫肺时，会导致咳嗽、胸痛；当它压迫后面的食管、气管时，会出现吞咽困难、呼吸困难；当它压迫喉返神经时，会出现声音嘶哑；当它长大以后，可以从胸腔长出来，出现颈部肿块，会压迫上腔静脉，发生上腔静脉综合征。这些都是肿瘤局部占位引起的症状。

胸腺瘤对全身的影响是伴随自身免疫病及免疫缺陷。所谓免疫缺陷，主要表现为对各种病原微生物的易感性，容易发生感染，因为免疫系统功能低下，也容易发生恶性肿瘤。1/5（21%）的患者容易发生胸腺以外的恶性肿瘤。

人体免疫系统的功能有免疫监视[20]、免疫稳定[21]、免疫防御[22]，免疫防御功能低下，就容易发生各种感染；免疫稳定功能紊乱，就容易发生自身免疫病；免疫监视功能破坏，就容易发生其他的恶性肿瘤，因此，肿瘤、自身免疫病、易感染三者间的关系很密切。胸腺瘤容易并发肿瘤、自身免疫病和易感染，就是因为它伴有免疫缺陷，即免疫防御缺陷、免疫稳定功能紊乱和免疫监视功能破坏。它伴发自身免疫病最常见的是重症肌无力，有1/3的胸腺瘤患者合并重症肌无力，也可以伴发再生障碍性贫血、血小板减少性紫癜、慢性活动性肝炎、糖尿病等。

胸腺瘤的特点：

第一，有伏邪。胸腺瘤发生自身免疫病、免疫缺陷病和恶性肿瘤有伏邪因素。

第二，多见于中老年、衰老气虚之人。尤其胸腺瘤合并重症肌无力时，由于脾主肌肉，重症肌无力一个典型的症状就是气虚、乏力、中气下陷。没有合并重症肌无力的患者，也是乏力、气虚，一派中气下陷的样子，所以胸腺是免疫器官，是正邪相争的器官，"正"就是指正气，即中医讲的宗气，中医理论讲的宗气就是指胸腺。

三、太阴宗气

从六经上讲，胸腺属于太阴。太阴经的气，上积于胸，就是中医讲的宗气，也就是我们讲的胸腺。

《灵枢·阴阳清浊》云："黄帝曰：愿闻人气之清浊。岐伯曰：受谷者浊，受气者清，清者注阴，浊者注阳。浊而清者，上出于咽，清而浊者，则下行。清浊相干，命曰乱气。黄帝曰：夫阴清而阳浊，浊者有清，清者有浊，清浊别之奈何？岐伯曰：气之大别，清者上注于肺，浊者下走于胃。胃之清气，上出于口；肺之浊气，下注于经，内积于海。"这是在讲消化道，消化道"受谷者浊"，谷物里面的水谷精微上出于咽，清者上注于肺，在肺里面发生氧和二氧化碳的交换，就是中医讲的太阴。因此，太阴既包含了肺，还包含胸腺，肺有肺气，与大自然的天气相沟通，胸腺指的是宗气。"黄帝曰：夫阴清而阳浊。岐伯曰：清者注阴，浊者注阳"。这是在讲清者注阴，注于太阴，所以胸腺从本质上讲，属于中医太阴宗气的范畴。

张锡纯讲大气，《黄帝内经》讲宗气，《伤寒杂病论》的六经讲太阴，李东垣讲中气，这些不同的概念，却具有相同的本质特征和物质基础，不外乎中医讲的太阴范围更广泛，中气的范围也更广泛。我们说宗气积于胸中，它和胸腺密切相关，虽然胸腺在西医解剖上可以看到，中医的脏象学说里没有，但是，中医的气血精津液学说中有宗气，与胸腺有一定的关系。

《黄帝内经》讲的宗气贯心脉而行呼吸，它与胸腺相比，除了是一个免疫器官外，范畴更广泛。比如，典型胸腺瘤患者的表现是：咳嗽、声音沙哑、呼吸困难。我们说了宗气贯心脉而行呼吸，由于胸腺瘤的压迫，患者临床表现：咳嗽、呼吸困难，声音嘶哑，这个时候是呼吸不利；当压迫上腔静脉的时候，引起上腔静脉综合征，血液运行不畅，这个时候是阻塞心脉。所以，胸腺发生的肿瘤，不但会引起咳嗽、声音嘶哑、呼吸困难，也会引起心脉的循行不利，压迫上腔静脉时，出现上腔静脉综合征，而且还并发表现为重症肌无力和典型的乏力。从《灵枢·阴阳清浊》篇来讲，"清气注阴，浊气注阳"。"清气注阴"，注于太阴，太阴有太阴肺和太阴脾，水谷的精微注于脾，脾上出于咽，到肺，同时积于胸中就是宗气。所以，它容易合并重症肌无力，脾主肌肉，它们是相关的。水谷精微到了脾，脾经过循环到了肺，经过氧和二氧化碳的交换，然后经过心脏运行全身，发生代谢叫气化，而积于胸中之气，就是中医讲的宗气，而宗气受胸腺的影响，在很大程度上与胸腺关系密切。所以，胸腺属于宗气的范畴。

四、太阴包少阴

太阴包少阴，就是太阴经包着少阴经。

胸腺在前面，肺在两侧，背后是至阳穴。在《伤寒杂病论·平脉法》讲过，把至阳穴定在太阴，用苓桂术甘汤，桂枝配白术。后面是至阳穴，前面是胸腺，两侧是肺，中间包着的是心，心是少阴经，这就是太阴包少阴，这是横着包，围绕躯体一圈（图15-8）。

太阴包少阴还有竖着包的，我们在《素问·太阴阳明论》讲过，小肠属于太阴，小肠主吸收，运化水谷，中间包着肚脐，神阙穴，就是少阴，这是竖着包。

那么谁又包着太阴？胸腔最外层的那层膜叫胸膜，胸膜属于阳明，所以胸膜的疾病我们要用下法，比如大陷胸汤、大陷胸丸都用大黄，胸膜包绕着肺，属于阳明包着太阴。心的前面是胸腺，两侧是肺，后面是至阳穴，包在中间的心脏是少阴，外面都是太阴。大

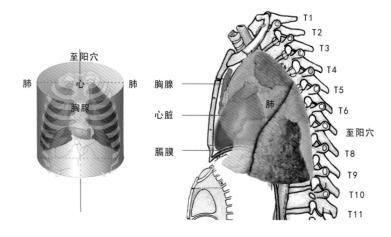

图 15-8 太阴包少阴示意图

肠包着小肠，属于阳明包着太阴，太阴包着少阴。上半身横着包，下半身竖着包，外面是阳明，中间是太阴，里面那是少阴。

当明白了太阴包少阴，就明白阳和汤明明是治疗乳腺癌、乳腺增生、乳癖、乳岩，需要温肾，加姜炭就是在温太阴的基础上温少阴。通过研究发现，姜炭对乳腺癌有效，姜炭对乳腺癌有直接的抑制作用。这些研究，既有临床的数据来证明，还有基础的研究，网络药理学的研究。所以，明明是阳和汤证需要温肾，却也要用姜炭。

如《近效》术附汤，即补中汤，在用白术暖中补肌温太阴的基础上，加小剂量的附子温少阴；再如小青龙汤，用干姜温肺化饮的同时，加了少阴病的细辛，为什么用细辛？因为小青龙汤证有外感，经常发热，细辛是少阴病的解热剂，用干姜配细辛，你就明白了少阴和太阴的关系；苓桂术甘汤，明明需要温少阴心，用桂枝的同时，加了太阴的白术，这就是少阴和太阴的关系。

苓桂术甘汤中桂枝配白术，这是温少阴心的；阳和汤中鹿角胶配姜炭，这是温少阴肾的；补中汤中白术配附子，这是温太阴脾的；小青龙汤中干姜配细辛，这是温太阴肺的；补中汤和小青龙汤是太阴，阳和汤和苓桂术甘汤是少阴。小青龙汤治疗外感病，急温之；阳和汤治疗内伤病，缓补之；两者都有麻黄、桂枝、干姜（姜炭）、甘草，小青龙汤用细辛、五味子、芍药、半夏，阳和汤用鹿角胶、白芥子、熟地；白芥子化痰，半夏也化痰；阳和汤缓者补之，用鹿角胶、熟地去补，小青龙汤急温之，用细辛去温，同时考虑到肺脏的特点，用五味子的收敛，还有芍药，芍药是针对木来刑金等。从中医这些方配伍（图 15-9），就可以看到其背后的机制。

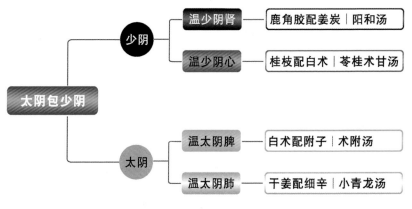

图 15-9　太阴包少阴之药物配伍

从这里我们可以看到胸腺的特征，以及胸腺和自身免疫病、免疫缺陷病、肿瘤的关系，也就是伏邪的关系。胸腺属于《黄帝内经》讲的宗气，六经里面讲的是太阴，在《灵枢·阴阳清浊》和《素问·太阴阳明论》都是在讲太阴和阳明的关系。

注释

①肝血窦（hepatic sinusoid）：肝血窦是相邻肝板之间的腔隙，是一种特殊的毛细血管。肝血窦的窦壁由肝细胞的细胞膜构成，故肝血窦的通透性较大，有利于肝细胞与血流之间进行物质交换。在电镜下观察，肝血窦内皮细胞与肝细胞之间有一狭窄间隙，称窦周隙（disse 腔）。其内充满血浆，是肝细胞与血浆之间进行物质交换的场所。

②免疫细胞：是指能参与机体免疫反应的细胞，机体内的免疫细胞主

要有淋巴细胞、抗原呈递细胞、浆细胞、粒细胞和肥大细胞等。

③促血小板生成素（TPO）：是一种特异性的生长因子，在肝、肾和骨髓中产生。它刺激巨核细胞的增殖和成熟，并促进体内循环血小板水平的增加。

④蛋白同化作用（protein assimilation）：雄激素通过拮抗糖皮质激素对蛋白质的分解，直接刺激蛋白质的合成，增加红细胞产生，促进中枢神经的功能，促进肌肉生长的作用。

⑤细胞器（organelle）：一般认为是散布在细胞质内具有一定形态和功能的微结构或微器官。细胞中的细胞器主要有：线粒体、内质网、中心体、叶绿体，高尔基体、核糖体等。它们组成了细胞的基本结构，使细胞能正常地工作、运转。

⑥氨基酸：含有氨基和羧基的一类有机化合物的通称。人体内所有蛋白质都是由 20 种氨基酸组成的多聚体，因此氨基酸是组成蛋白质的基本单位，但是不同蛋白质的各种氨基酸的含量与排列顺序不同。

⑦核苷酸（nucleotide）：是一类由嘌呤碱或嘧啶碱、核糖或脱氧核糖以及磷酸三种物质组成的化合物。

⑧ACTH（adreno-cortico-tropic-hormone）：即促肾上腺皮质激素，是垂体前叶分泌的一种多肽类激素，它主要作用于肾上腺皮质束状带，促进肾上腺皮质的组织增生以及皮质激素的合成和分泌。

⑨自发性腹膜炎（spontaneous peritonitis，SBP）：是有腹水症的肝硬化患者的常见并发症，肠道的细菌在机体抵抗力低下的情况下，繁殖并引起腹膜的感染和炎症，表现为发热、腹痛、出现腹水或者原有的腹水近期大量增加。严重的可以出现感染性休克、血压下降而危及生命。

⑩ATP（adenosine triphosphate）：简称三磷酸腺苷，是由腺嘌呤、核糖和 3 个磷酸基团连接而成，水解时释放出能量较多，是生物体内最直接的能量来源。

⑪促红细胞素：EPO 是促红细胞生成素（erythropoietin）的英文简称。人体中的促红细胞生成素是由肾脏和肝脏分泌的一种激素样物质，能够促进红细胞生成。

⑫特异性免疫：特异性免疫（specific immunity）又称获得性免疫或适应性免疫，这种免疫只针对一种病原，是获得免疫经后天感染（病愈或无症状的感染）或人工预防接种（菌苗、疫苗、类毒素、免疫球蛋白等）而使机体获得抵抗感染能力。

⑬非特异性免疫：非特异性免疫（nonspecific immunity）又称先天免疫或固有免疫。它和特异性免疫一样都是人类在漫长进化过程中获得的一种遗传特性，但是非特异性免疫是人一生下来就具有（先天），而特异性免疫需要经历一个过程才能获得（后天）。

⑭醛固醇：是肾上腺皮质分泌的一种类固醇激素。

⑮醛固酮（aldosterone）：是肾上腺皮质球状带分泌的盐皮质激素，主要的靶器官是肾远端小管和集合管，进行钠离子及水分子的再吸收。

⑯TMR（Traditional Medicine Research）：即传统医学研究 TMR，该杂志主要内容体现了传统医学的理论与临床实践的密切结合，又包含了传统医学与现代医学的交流与沟通；既注重传统医学理论与临床的传承，又推动传统医学的现代化与国际化研究。

⑰五制熟地法：见吴雄志先生论吴门五制熟地法。

制法：熟地分成 5 份，每份 10~30g

Ⅰ. 砂仁 3g，反复锤打，与熟地融为一体，不腻胃；

Ⅱ. 生姜 3g，反复锤打，与熟地融为一体，不生湿；

Ⅲ. 童便，泡，炒干，可止血；

Ⅳ. 人乳（无人乳可用牛奶），泡，炒干，能填精；

Ⅴ. 酒，泡，炒干，可通痹。

注：5 法可同用，一般 3 法同用，乃至 5 法，10g 起，渐渐加至 30g，即总量 150g。

⑱T 淋巴细胞：由骨髓的淋巴干细胞在胚胎期进入胸腺，在胸腺内增殖与分化而成，故称胸腺依赖淋巴细胞，简称 T 细胞。

⑲胸腺素（thymosin；thymin）：是由胸腺分泌的一类促细胞分裂的含28 个氨基酸残基的具有生理活性的多肽激素。

⑳免疫监视：是指免疫系统识别体内不断出现的畸变和突变细胞及被

病原体感染的细胞，并将其清除。

㉑免疫稳定：是指免疫系统具有自身精细胞的网络调节，通过对自己耐受和清除体内损伤，衰老和死亡的细胞，维持机体内环境相对稳定。

㉒免疫防御（immunologic defence）：是指机体抵抗病原生物的入侵并将其清除的免疫保护作用，即抗感染免疫。

第十六章　天人相应

第一节　天人相应的核心思想

天人相应主要是两个内容，第一是生物节律，第二是取类比象。

生物节律包括日节律、月节律和年节律。地球的自转形成日节律，月亮的公转形成月节律，地球的公转形成年节律。

取类比象，根据中医天人相应的观点，人与宇宙是全息对应的。例如胚胎发育把生命的过程演化了一遍，首先在子宫里是一个受精卵，然后开始卵裂，泡在羊水里长成一条鱼，然后长长的尾椎骨退化，最后长成一个人，如果没长好，腮有可能没退化好，成形后需要整形手术来弥补缺陷。既然人与宇宙是一个全息对应关系，人也是一个小宇宙，人与自然就可以进行类比。比如脉象的寸关尺，寸脉像天，尺脉像地，关脉候人，这就是一个取类比象的原理；浮中沉也一样，浮像天，沉像地，中取人。这就是天人相应的两个核心思想，生物节律和取类比象。

一、生物节律

中医认为人有天数，天数对人的影响一个就是七七八八之数，影响寿命，人能度百岁而去，那是 DNA 所决定的。人不仅有生命周期，还有生物节律，这七七八八之数还受生物节律的影响。生物节律就是人为了适应自然界，而形成的日节律、月节律和年节律。比如人不能晚上打更以后出去到处跑，白天睡觉不上班，这是不正常的。因为长期的晚上不睡觉，会导致体内肾上腺皮质激素的耗竭，皮质激素水平低就会形成熊猫眼、色素沉着。皮质激素能够抑制表皮生长因子信号通路，而表皮生长因子信号通路和雌激素的信号通路在体内是一个共同的信号通路，换言之，晚上不睡觉，乳腺就容易长增生结节，容易得乳腺癌。因此，人应该遵循正常的生物节律，到点儿该睡就睡。

《素问·保命全形论》曰："天覆地载，万物悉备，莫贵于人。人以天地之气生，四时之法成，君王众庶，尽欲全形，形之疾病，莫知其情。""天覆"天往下，"地载"地往上，然后万物悉具，中间有了我们的躯体，万物中最贵重的是人，人禀天地之气而生，四时之法成，不管是皇帝，还是百姓，全形才能够保命，所以说贪生怕死自古就有，从黄帝那个时候开始，人就贪生怕死，保命就是要全形。但是形之疾病"莫知其情"，弄不清楚产生形质疾病的来源和区别，为什么形会病？"人生于地，悬命于天；天地合气，命之曰人"，故"人生有形，不离阴阳，天地合气，别为九野，分为四时，月有大小，日有短长，万物并至，不可胜量，虚实呿吟，敢问其方？"通篇文字充满了把人与天地相适应，适应自然界的变化，进而相类比的这两种基本思想。

自然界有鸟类在迁徙，在非洲大草原也有角马在迁徙（图16-1），鸟和角马为什么要迁徙？因为随着地球公转，地球局部的温度、湿度和营养物质，也就是动物的食物会发生变化，所以它必须要迁徙，并在迁徙的过程中要繁衍后代，连动物都知道要适应四季的变化，何况人？中医说天人相应，能不能说天牛相应，能不能说天鸟相应，都可以，实则生物节律。适应自然界气候的变化，不管是鸟、是牛，还是人，都必须要适应，这是生物界的一个基本规律，非独人也。

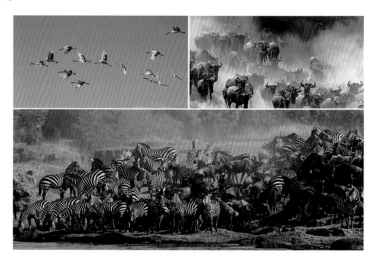

图 16-1　动物迁徙

1. 日节律

举例：人体皮质激素的分泌（图 16-2），第一个峰值出现在早上 8 点，第二个峰值出现在午后，到了晚上形成低谷。故人精力最好的第一个时间段就是早上 8 点，皮质激素的分泌高峰从早上 8 点到 11 点这 3 个小时，是上班的第一个好时段；下午出现第二个高峰，在下午 2 点左右，也就是下午 1—3 点期间，是人体精力比较好的第二时间段，但是这个高峰没有第一个高峰强，所以下午 5 点以后皮质激素的水平就很低了，下午 5 点以后就应该下班。如果到了晚上熬夜，头脑昏昏沉沉，由于皮质激素水平低，工作效率也很低，所以，晚上应该休息睡觉，这才符合基本规律。

中医讲的阳气起落，早上 8 点阳气出于瞳孔，太阳升起，鸟语花香，到了晚上，阳气潜伏下去，阳入于阴，晚上的 9 点以后，阳气潜伏下去，11 点以后心阳开始往下与肾阳相交，凌晨 1—3 点心阳相交于肾，然后肝阳潜伏，直到早上 3 点以后开始逐步升发，3—5

点阳气升发要出表，7 点以后阳气出表，意味着早上 7 点之前应该起床，这就是人的自然规律。

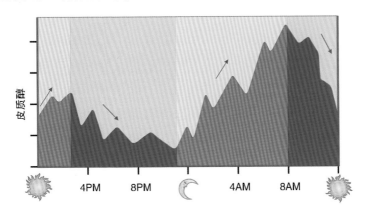

图 16-2　正常皮质醇昼夜分泌节律

2. 月节律

月节律体现在人身上表现为潮汐，月周期像涨潮一样。如女性的月经，28 天一次，为什么是 28 天，不是 30 天呢？中医讲天数对人的影响是七七八八之数，女性以七为倍数。还有性高潮也一样，高潮一来即可以看到阳气出表，面色潮红而汗出，手心发烫，脉搏洪大，此时性高潮就来了，之后就退潮，这些都是自然生理现象。

3. 年节律

年节律，一年有四季。比如脉象：春弦，是血管的张力增加。血管张力为什么增加？因为春天多风，多风致隐性蒸发增多，也就是看不见的汗出得多，肾的血供量相对减少，就会活化肾素-血管紧张素系统，血管的张力增加导致脉弦，故春天的脉偏弦。夏洪，是血液的高动力循环。因为夏天天气热，体温高，要带走体温散热，相对于一年四季之中，血液循环系统处于高动力循环，故夏天的脉搏比较有力偏洪。秋毛，是血管收缩。相对其他季节，秋天气候干燥，人体的水分相对是散失的，当机体的水分缺失、散失的时候，血管要收缩，导致了秋毛。冬石，是肾上腺素分泌降低，导致脉搏变沉。

不仅脉，看手也一样是有它的年节律。春天的手偏青，夏天的手偏红，秋天的手偏白，长夏的手偏黄，一年四季手的光线也在变化，如果非其时则有毛病。春天的手偏青，是一种微青，如果春天的手黪青，说明有病，如果春天的手不青，它变红或变白，它一定是有病。比如一个肝病患者，如果他的手颜色发白，中医称之为金克木，这种患者常常合并红细胞、白细胞、血小板三系减少，它的肝功能评分 Child-Pugh C 级，常见于晚期肝病，预后不好。

二、取类比象

天人相应的本质是取类比象，是把人与自然进行类比。

《素问·生气通天论》曰："阳气者，若天与日，失其所，则折寿而不彰。"意思是阳气像天上的太阳，如果阳气不足就会折寿，折寿就是活得短。折寿而不彰，不彰就是不显，一个阳气足的人是神采奕奕的，而一个阳气不够的人是面色青灰精神萎靡的，故他会"折寿而不彰"。现代研究表明：光照可以影响人的维生素D_3[①]水平，使维生素 D_3 分泌增加，增加骨骼代谢，骨骼更强壮。维生素 D_3 不仅可以促进骨骼代谢，它还可以抑制细胞生长、迁移，抑制血管的生成，也就能够抑制肿瘤细胞的增殖转移，抑制肿瘤血管的生成。故阳气者，若天与日失其所，则折寿而不彰。

现代研究发现，秋冬季节复发的卵巢癌，比非秋冬季节复发的卵巢癌生存期要短。该研究 5 年随访 160 多例卵巢癌，分为 4—10 月份复发的卵巢癌和 11—3 月份复发的卵巢癌 2 组，4—10 月份和 11—3 月份正是春夏季节和秋冬季节。结果发现：卵巢癌在秋冬季复发生存期是 19 个月，无疾病进展时期是 8 个月；在非秋冬季复发，生存期是 47 个月，无疾病进展时期是 20 个月。在冬季复发卵巢癌的，其生存期显著缩短（图 16-3）。

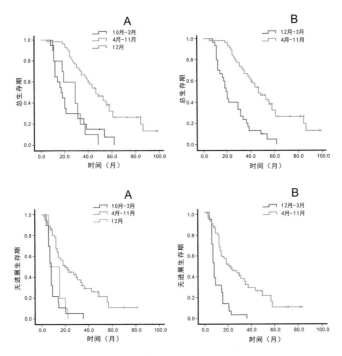

图 16-3 复发季节对卵巢癌患者生存期的影响

（Recurrence season impacts the survival of epithelial ovarian cancer patients. Liu XH, Man YN, Wu XZ. Asian Pac J Cancer Prev. 2014;15:1627-1632.）

为什么我们要去做研究？冬季复发的卵巢癌生存期短，用传统中医解释，因为"阳气者，若天与日，失其所，则折寿而不彰"，那么折寿是折一天，折一个月，还是折一年？中医折寿的概念虽然是高度概括但太模糊了。因此我们要去做科学研究，折多久？我们可以很清楚地说：47 个月减去 19 个月，折了 28 个月。对于无疾病进展的情况，20 个月减去 8 个月，折了 12 个月。做科学研究可以得出一个准确的结论。

卵巢癌复发的机制是什么？中医说天人相应，卵巢癌是阳虚性肿瘤，冬天阳气弱，故秋冬季节复发的卵巢癌预后差。西医根据现代研究，光照能影响维生素 D_3 水平，秋冬季节光照少，光照变弱，则人体的维生素 D_3 水平低，复发的肿瘤容易生长、转移，血管生成，故秋冬季节复发的卵巢癌预后差。

卵巢癌和乳腺癌在中医看来，都是典型的阳虚型肿瘤。现代研究发现，阳虚型肿瘤在夜间生长更加迅速。"阳气者，若天与日，失其所，则折寿而不彰，故天运当以日光明"，由于地球的自转，晚上我们远离太阳，接受光照减少，人体自身阳气也是最弱的时候，人体下丘脑-垂体-肾上腺分泌的皮质激素水平处于低谷。阳虚型肿瘤有一个特征，皮质激素水平很低，尤其夜间是非常低的皮质激素水平，会促进肿瘤的进展。因为皮质激素可以抑制表皮生长因子[②]信号通路，表皮生长因子通路是最重要的促进细胞生长的信号通路，当皮质激素水平很低的时候，表皮生长因子的信号通路开放，细胞生长更加迅速。阳虚型肿瘤是阴证，阴证在人体阳气最弱的时候病情会进展，所以，肿瘤细胞在夜间生长更加迅速。

通过对卵巢癌的研究，表明一年四季外界阴阳会对人体产生影响；我们还以肿瘤细胞白天和晚上生长速度不同，来说明人自身的阴阳对肿瘤生长的影响。当然，人自身的阴阳也受外界环境的影响，环境会影响人的生命活动，人为了适应环境，肾上腺皮质激素在夜间处于低水平，这个时候肿瘤细胞生长更加迅速，原因就是皮质激素可以抑制表皮生长因子生长通路，所以，中医讲的天人相应它是有其物质基础的。

天人相应就是利用自然界系统的一些规律来类比人，根本原因是，人体是一个耗散结构，而太阳系乃至地球都是一个耗散结构，不管是作为生物还是作为地球，只是个体不同，耗散结构的基本运行规律是完全相似的，因此人和自然界之间可以类比（图16-4）。

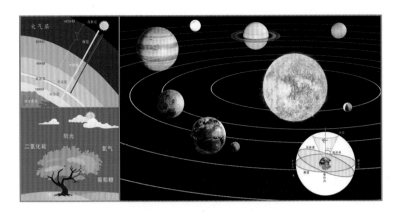

图 16-4　天人学说的科学规律

地球和人具有一些共同的特征。

第一，地球的开放性用土来讲，土能转化阳光，储存能量。比如光照到地球上，土上的植物吸收阳光，光合作用转化为能量，提供给植物生长，植物枯萎腐烂以后转化为煤、气、油，作为能量储存起来，这能量就类似人类身上的 ATP。

第二，地球用大气层消除干扰，大气层对地球形成保护作用，就像人的肺金一样，包绕全身，即中医的肺主皮毛，人有皮肤就可以排除干扰，就像地球的大气层一样。现在你非要给他撕一个口子，把大气层给捅破了，长期来讲对人类是有负面影响的。

第三，远离平衡。例如人的合成细胞与分解代谢也是远离平衡的。人，要么分解大于合成，要么合成大于分解，是没有我们想象中的分解与合成完全平衡的，这是不可能出现的事情。什么时间平衡呢？就是人死了的时候，那时候代谢已经没有，分解合成等于零。从生、长、壮、老、已的过程分析，长是合成大于分解，老则分解大于合成。物壮则老，这也体现了生物远离平衡的特征。生命就是远离平衡，这是耗散结构的一个基本特征。自然界植物光合作用使万物生长，类似于中医的肝木，也是远离平衡的。

第四，要排出废物，排出废物的净化系统需要有水，净化系统都是用水来排出废物，流入到江河大海之中，类比于人的肾脏。

第五，具有非线性[③]，非线性就是有涨落，地球有自转和公转，形成一年四季，有白天和黑夜，它的光照有强、有弱而形成涨落，就像人的冲脉一样，心火沿着冲脉上下，类比于人的心火。

第二节　取类比象存在的问题

卵巢癌复发的生存期受季节的影响，卵巢癌的初发受不受季节的影响呢？既然"阳气者，若天与日，失其所折寿而不彰"，那么卵巢癌应该冬天多，其实不然，卵巢癌的初发不受季节的影响，一年四季都发，只有复发才受季节的影响，我们的研究结论与国际上的研究结论都是一致的，因此天人相应推断的结论可能是正确的，也可能是错误的。

通过疗效判断肿瘤进展，同样分期的卵巢癌复发，张三、李四，都是Ⅳ期的卵巢癌，张三活了 50 个月，李四活了 17 个月，同样看中医，看张三的中医会认为自己的效果好，一个晚期卵巢癌活了 50 个月，但实际上张三是夏季复发的卵巢癌，平均总生存期就是 47 个月，李四为什么活的短？那是冬季复发的卵巢癌，平均总生存期只有 17 个月，并不见得是受药物干预的作用。还有的说治疗卵巢癌，吃了药一年半都没有复发，其实复发卵巢癌无疾病生存期平均约 20 个月，这是有规律的。如果不研究，是归纳不出来的。

因此，天人相应在取类比象的时候存在几个问题。

第一是或然性，类比有时候得到的结果是或然的，可能正确，也可能错误，不见得类比得到的结果都正确。比如卵巢癌只有复发受季节的影响，初发不受季节的影响，"阳气者，若天与日"也是有区别的。

第二是不精确，复发对预后影响多少，究竟少活多少个月？3 个月，5 个月，还是一年、两年？中医含含糊糊，说不清楚。折寿意味着寿命打折，究竟打几折不知道。

第三是不求甚解，比如冬天外界阳气弱，阳虚型肿瘤容易复发，这个规律不仅卵巢癌，乳腺癌国外有研究也是，因为乳腺癌也是阳虚型肿瘤，也有这个规律。取类比象的本质是用一种现象解释另一个现象，它用"阳气者，若天与日，失其所，则折寿而不彰"。这种现象，来解释人阳虚者容易得肿瘤，冬天复发容易死亡，还是从现象到现象。它是比象，而这种比象的规律是有问题的。

类比可以极大地启发我们的思维，形成中医特有的思维方式，使我们看待事物可以更加高度、整体而灵活，具有我们特有的艺术性。但是类比本身也有缺点，在于取类比象，本质是类比，它是根据两个事物某些属性上相同，推断他们在另外一些属性上也相同。比如 A 事物有 a、b、c、d 4 个特点；B 事物有 a、b、c 3 个特点，推断 B 事物也有 d 这个特点。举个例子，有两位老师，一个有鼻子，另一个也有鼻子，一个有眼睛，另一个也有眼睛，一个有嘴巴，另一个也有嘴巴，一个有耳朵，另一个有没有耳朵呢？他也应该有。都是人，他怎么可以没有耳朵呢，他确实有相似性。再比较两位老师，他有眼睛，她也有眼睛，他有鼻子，她也有鼻子，他有嘴巴，她也有嘴巴，他们都是人。然而他有喉结，她没有喉结，因为她是女生，类比往往会把个性与共性区别不开。正因为两事物有相似性，所以取类比象。甲事物之所以是甲事物，乙事物之所以是乙事物，是因为甲事物和乙事物各自有它的个性，因为这位老师是女生，她没有喉结，而这位老师是男生，就有喉结，你根据他有鼻子、眼睛、嘴巴，推测出这位女生也有喉结，那是不对的，这是中医取类比象的缺陷，所以取类比象推导出来的结论，不一定完全正确。如果我们认识不到中医学取类比象的错误结论，中医理论就可以无限制地发挥，这种发挥就可能得出许多错误的结论。

人的思维模式包括逻辑思维、形象思维和灵感思维。灵感思维是指莫名其妙地灵光一闪，把某个问题想明白了，只有长期的研究才有灵感，这与智商天赋有关系。再说形象思维，中国最擅长的就是形象思维，形象思维是中华文明的特征。形象思维很厉害，但是AlphaGo更厉害，它不也把围棋大师李世石给打败了，AlphaGo就是逻辑思维，李世石就代表形象思维。因为逻辑思维发挥到极致的时候，形象思维是用大局去掌握一个事物，但是逻辑思维可以做到把这个局分成若干个格，若干个格就像微积分一样，当你把格做到足够小的时候，它是可以做数学运算的。形象思维可以看到抛物线，起起伏伏，人世间的万事万物道理是这样的，但是当你把抛物线细分成若干个格，分得足够细的时候，你就用微积分可以计算，得出来的结果，远远比形象思维要精确。逻辑思维依赖概念、判断和推理。中医好多名词是很随意的。中医用的概念是生活概念，中医讲火，炉子上生的火，还有水就是生活概念，中医直接把生活概念转变为中医的概念，很多时候没有给出科学概念，它还是从生活概念的表象去进行总结。再讲判断，判断来自于推理。但是中医最大的问题是好多时候不推理，直接得出判断。比如"阳气者，若天与日"，为什么若天与日，没说。"天气上升，地气下降，天地气交，命之曰人。"为什么天气上升，地气就要下降，也没说。中医是缺少逻辑思维的，他没有推理，有时候他也有推理，但他的推理是有问题的。西方的逻辑思维推理是演绎推理，而中医的推理是归纳推理和类比推理。什么叫归纳推理？比如一个坚果是白的，两个坚果是白的，三个坚果是白的，四个坚果是白的，五个坚果是白的，所有的坚果都是白的，这就是归纳推理。但其实地球上就有黑坚果。什么是类比推理？他有眼睛，她有眼睛，他有鼻子，她有鼻子，他有嘴巴，他也有嘴巴，他有喉结，她也有喉结，实际上她是女生没有喉结，这个类比推理也容易得出错误的结论。如果我们不把思维方式改变，看不到中医的缺点，你怎么能发挥它的优点。再举个例子，血液是红色的，中药丹参也是红色的，所以丹参入血，中医称之为法象药理。如果哪个人有贫血，去超市买一件红色的衣服熬一壶水吃，吃了是不是贫血就好了呢？不是。它不是形式逻辑的三段式推理，但是我们往往把它当作形式逻辑的三段式推理。

取类比象难以发现事物的本质特征。举个例子，小草长在地面上，滋生万物，故小草是土所滋生的，这是一个推理。"苔如地上之微草，由胃气所生"，即舌苔长在舌面上就像小草长在地面上，脾胃属土，故舌苔是胃气所滋生的。胃气怎么把舌苔滋生出来，它是用一种现象解释另外一种现象，即便这个结论是对的，知其然不知其所以然。为什么舌苔就一定是胃气所生的呢？中医说舌为心之窍，舌苔长在舌头上，为什么不说舌苔是由心所滋生的，而是说胃气所生，就不能自圆其说。故取类比象有问题，中医习惯用现象去解释现象的取类比象思维，很少有人去深入研究现象背后的深刻规律，而且我们习惯性地把取类比象得出来的可能正确的结论，当成理所当然的科学结论，既不经过进一步的证实，也不经过进一步基础和临床的证实，这是我们思维中的惯性的问题。

是不是取类比象就没有意义呢？不是。就说这"苔如地上之微草，由胃气所生"，以取类比象的规律来研究枇杷养胃饮的配方，既然苔如地上之微草，就用枇杷叶、生麦芽、生谷芽、生甘草、淡竹叶、白茅根、通草、芦根、竹茹、茵陈，这些清鲜之品都是嫩芽、嫩草、嫩根，来生苔治疗口疮。口疮就是口腔溃疡，口腔黏膜上皮的炎症，用枇杷养胃饮治疗舌苔脱落的口疮，尤其是对放疗伤津液导致的舌苔脱落有效。曾经治疗一个放疗患者，这个患者张开嘴，满嘴都是溃疡，不能进食，痛不欲生，做不了放疗，然后我们就给他开这个方，服药几天他就能进食了。枇杷养胃饮这个方效果非常明显，方中生麦芽、生谷芽、枇杷叶，这些中药都含有大剂量的 B 族维生素，它能够促进黏膜的修复，所以它治疗镜面舌的口疮有效。所以说取类比象也不是一无是处，它是中医思维，有它的优越性，但是我们不能仅仅停留在天人相应取类比象的这个水平，因为世界在快速发展，人类在进步，我们还停留在 3000 年前取类比象的思维，说明我们在退步。

人与自然相类比的例子有很多，比如寄生药，绝大部分寄生药都有补肾安胎的作用。你用天人相应的观点，这个药寄生在另外一个药的身上，它就能够补肾安胎。例如桑寄生、菟丝子、胎盘、冬虫夏草，胎盘也是个寄生药，胎儿寄生在人身上，肉苁蓉能够治疗卵巢肿瘤，肿瘤寄生在人身上。这个取类比象是可以得出药理的，中药学课程里我们讲的法象药理就是取类比象，法象药理能够开拓我们的思维，但是它始终是从现象到现象，起点可以取类比象，提出科学问题，而终点不能终于中医取类比象。中华文明讲四大真理，理、气、象、数，象的问题就包含取象、比象、意象。舌象、脉象就是取象，包括天人相应的取类比象，包括用药法象，用药法象就是来自天人相应的，就是比象。比象就是类比，取象就是直接看他的象，意象就是闭上眼睛，脑子里面呈现像，那个叫意象。这个人在你眼前一坐，眼睛一闭，他的家是这样的，大门朝北，家里有 5 口人，那都是意象、幻觉，不过幻觉不一定就是假的。

生命有生物节律和生物周期，生物周期包括生命周期和生殖周期，而生物节律就是天人相应。中医的五运六气，金木水火土，五行运化出风寒火热燥湿六气，而人的六气和天的六气交相呼应，这就是五运六气，而这人身上产生的风寒火热燥湿与大自然的风寒火热燥湿相互呼应，这就是天人相应。再看标本法："少阳之上，火气治之；阳明之上，燥气治之；太阳之上，寒气治之；厥阴之上，风气治之；少阴之上，热气治之；太阴之上，湿气治之。"就是在讲人体五行运化出的六气在与自然界的六气相沟通。

机体的正气与邪气相搏称为正邪相争，但是内部的正气与邪气相搏，它是受外部环境影响的，也就是中医的内外感召。比如"冬伤于寒，春必病温"，就是你冬天受了寒，接受了寒气多了，但是到了春天木气旺盛的时候，它会发生温病，从少阳热化。为什么它一定要在春天发生呢？这是因为天人相应，到了春天是少阳当令，火气治之，外界的环境就表现为发生温病，这就是《黄帝内经》的"冬伤于寒，春必病温"。再举一个例子，外寒容易引动伏饮，故慢性阻塞性肺病，到了秋冬季节好多人住院，老年慢性支气管炎、肺气肿的人，体内有伏饮，外寒一引动，就是小青龙汤证、厚朴麻黄汤证，也是中医的内外感召。再举个例子，类风湿关节炎的人，他可以做天气预报员，天气变化明天要下雨了，他的关节就开始疼了，这就是内外感召。

注释

①维生素 D_3（cholecalciferol）：又称为胆钙化固醇，是维生素 D 的一种，维生素 D 是一种脂溶性维生素，也被看作是一种作用于钙、磷代谢的激素前体。它与阳光有密切关系，所以又叫"阳光维生素"。

②表皮生长因子（epidermal growth factor）：是一种多肽，典型受体型 PTK，分子质量约 170kD，对调节细胞生长、增殖和分化起着重要作用。

③非线性（non-linear）：指变量之间的数学关系，不是直线而是曲线、曲面或不确定的属性，叫非线性。

参考文献

[1] Liu XH, Man YN, Wu XZ. Recurrence season impacts the survival of epithelial ovarian cancer patients [J]. Asian Pac J Cancer Prev, 2014；15：1627-1632.

第十七章　经络

第一节　经络所属

中医把经络说得很玄，有说经络来自于外层空间，有说经络来自于量子力学，甚至说经络是地球上没有的，地球上没有经络怎么会在人身上？人的身上还有外层空间？中医生理认为人体的构造，是以脏腑为工厂，气血精津液为原料，经络为通道。经络是与脏腑、气血精津液一起，共同完成人体气化这一生命活动的重要纽带。

经络是什么？为什么找不到经络的物质基础？如果抛开西医具体的物质，去寻找中医经络的物质基础，是永远都找不到的。比如：《黄帝内经》记载心脏在膈上，正中间，拳头大，能够搏动。如果中医说：中医讲的心，不是西医的心脏，那么《黄帝内经》讲的在膈上，正中间，拳头大，自己能够收缩，血液还能够进去出来，那是什么东西？《黄帝内经》讲的心就是西医讲的心脏，不过中医在此基础上，又把其他一些功能归纳进去。经络为何物，首先看中医理论的经络所属。

一、神经

经络有督脉，督脉的功能完全可以由解剖来看，不学中医的经络学，学了西医的解剖学，从事推拿针灸就能准确扎督脉上的穴位，整个督脉上的穴位功能一看解剖就会明白，完全就是脊柱和脊神经的原理。大量的神经从脊柱出来，而脊柱两侧有很多的穴位，这些神经能够支配人体内脏的运动，故督脉与神经有关系。

二、内分泌

任脉看不见摸不着，没有神经，任脉和内分泌有关系，全都是依赖于激素。人体的下丘脑-垂体-靶腺轴就是任脉，比如从甲状腺起，甲状腺、乳腺都是雌激素的靶器官，因此得乳腺增生的甲状腺会长结节；往下是心脏，女性绝经后容易患心脏病，因为雌激素直指心脏，补充雌激素可以对抗心脏疾病；然后两侧乳腺往下是胃，胃癌、肠癌都有性别取向，男女是不成比例的，它是受激素的影响，故胃癌可以用治疗乳腺癌的药赫赛汀，而且它易转移到卵巢；再往下就是子宫，子宫就受雌激素的影响。男性的阴茎、睾丸，也受性激素影响，男女不同而已。因此，任脉最主要是受激素的影响。

三、体节

经络除了有局部的神经，它还有一个重要的理论是体节。在生命源来章节就讲过，人从受精卵开始，受精卵卵裂后形成 3 个胚，再形成空腔，形成胚泡，然后出现内胚层、中胚层和外胚层，中胚层的脊中胚层就脱化成人体的体节、肌肉和骨骼。人在分化形成三胚层的时候，最初的细胞是在一块的，但是细胞在不断地迁移。为什么不断地迁移呢？因为人是直立行走，逐渐长大变长，细胞在迁移之后就形成体节。

举个例子：如果患有心肌缺血或者心肌梗死，常感到心前区、左肩、左臂尺侧或左颈部体表发生疼痛，比对手少阴心经络系统图

（图17-1），这些循行部位在胚胎发育的时候，与心脏是一个体节，故产生牵涉痛。

手少阴心经络系统
THE HEART CHANNEL AND COLLATERAL SYSTEM
OF HAND SHAOYIN

足少阳胆经络系统
THE GALLBLADDER CHANNEL AND COLLATERAL SYSTEM
OF FOOT SHAOYANG

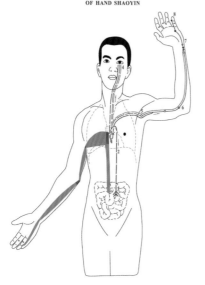
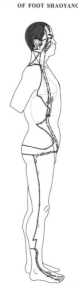

图17-1　手少阴心经、足少阳胆经经络循行示意图

又如胆囊疾病在右肩体表发生疼痛，胆囊就是在这个体节上发育来的，因此它产生牵涉痛。机制就是中医经络的循行部位（图17-1）。"伤寒四五日，身热、恶风、颈项强、胁下满、手足温而渴者，小柴胡汤主之"。颈项强，项背强几几，那不是葛根汤证吗？怎么会用到小柴胡汤呢？患者还有胁下满，墨菲氏点局部胀痛，出现颈项强，是一侧颈项强，是右侧这个位置不舒服，这是一个胆囊炎、胆结石的患者，胆囊炎症活跃，胁下满，牵涉到肩部，不是葛根汤证的颈椎病，治胆要用小柴胡汤，或者小柴胡汤加芍药之类的药物。辨证侧面就是少阳，这也是小柴胡汤主之。

这些牵涉痛的机制在体节，就是人在胚胎发育的时候，脊中胚层形成了人的体节，体节不断地迁移，使得在胚胎发育的时候很邻近的组织，最后变得距离很远（图 17-2），距离很远之后，你认为它们之间是没有关系的，实际上是有关系的。

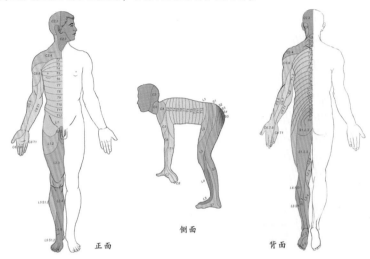

正面　　　　　侧面　　　　　背面

图 17-2　皮肤节段感觉示意图

神经冲动[①]是怎么传的？脊髓里面有感觉神经和运动神经，这两个部位在同一个体节，它们的中枢就在一个相近的区域，感觉神经传出来的冲动，就可以支配与之相近区域的脏器或者体表。举个例子：足三里穴附近有根神经，发育的时候，它跟肠道在同一个体节，支配它们的中枢在脊柱的同一个部位，当针刺足三里的时候，它传出的神经冲动可以支配肠道的运动，这就是针刺足三里的机制（图 17-3）。所谓的远端取穴，比如说右肩部和胆囊发育在同一个体节，包括左肩臂和心脏发育在同一个体节，针刺肩臂部会引起传入神经兴奋，然后引起传出神经的冲动，这个传出神经的冲动，可以支配在同一个体节的脏器或者体表。足三里在腿，胃肠道在腹部，为什么针刺足三里肠道会蠕动呢？它们相隔很远，实际在胚胎发育的时候不远。脊神经分了两支，一支要支配内脏，另一支它支配皮肤和肌肉，它们的中枢在一起，都在脊柱上，整个下肢一直到脚底都受脊神经的控制，支配这一根神经到达同一个中枢的时候，当针刺它的时候，甚至可以引起盆神经传出冲动，故针刺少阴的穴位，可以影响盆神经，中医讲可以从少阴经去治。因为沿着脊柱形成了不同的体节，一个体节在同一个反射的中枢，这就是远端取穴的原理之一。

牵涉痛的机制，病变脏器的初级感觉纤维进入脊髓后，一方面终止于特有的二级神经元，另一方面以侧支终止于有关躯体结构感觉传导的神经元。病变脏器与相应躯体结构的初级感觉纤维终止于同一个二级神经元。初级感觉神经元周围突有不同侧突分布于内脏及相应躯体结构。简单讲，所谓内脏形成的牵涉痛，是指支配内脏的神经与牵涉痛的局部神经，它们的传入中枢在同一体节，内脏疾病可以在体表表现牵涉痛。针刺牵涉痛的区域，也能够治疗内脏疾病。

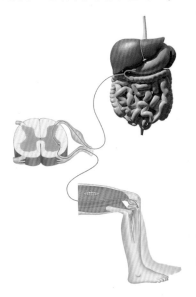

图 17-3　体节学说示意图

内脏和体表的痛觉传入纤维在脊柱同一水平的同一个神经元，会聚后再上传至大脑皮层，由于平时疼痛刺激多来源于体表，因此大脑依旧习惯地将内脏痛误以为是体表痛，于是发生牵涉痛，这就是会聚学说（图 17-4）。这种学说认为痛觉不是直接从中枢传出来的。比如心脏与左胸前区到上臂的内侧在同一个体节，当内脏痛的时候，就传递到大脑皮层，大脑皮层感受到这个痛觉，认为这个痛觉来自于体表，因为一般疼痛都是体表，所以它就误认为是前胸上臂痛，针刺上臂的感觉又会传到大脑，然后大脑通过内脏神经去影响心脏。会聚学说认为牵涉痛或者远端取穴的原理，不是因为它们在同一个体节的初级中枢，而是在高级中枢，他的信号从初级中枢发送到高级中枢，高级中枢把体表和体内混淆了，所以内脏痛体表也痛，针刺体表内脏也有反应。

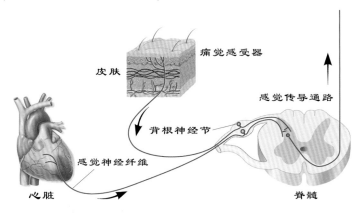

痛觉感受器

皮肤

感觉传导通路

背根神经节

感觉神经纤维

心脏

脊髓

图 17-4　会聚学说示意图

内脏传入纤维的侧支，在脊髓与接受体表痛觉传入的同一后角神经元构成突触联系，从患痛内脏来的冲动可提高该神经元的兴奋性，从而对体表传入冲动产生易化作用，使微弱的体表刺激成为致痛刺激产生牵涉痛，这就是易化学说。比如心脏的疼痛传到脊髓，脊髓是心脏痛的中枢，也是左前胸左胳膊内部的中枢，心脏的痛觉传到这里，它又传到体表左前胸左胳膊区域。易化学说认为牵涉痛只传到它的初级中枢，感觉传进来，初级中枢就传到它的脏器上去。无论什么原因，它都是在同一个体节，同一个中枢的位置。

第二节　针灸原理

针灸是通过外部的刺激，在体表可以引起脏器的改变，因为在同一个体节，不外乎直接传出来影响脏腑，或是传到大脑，大脑再传下来影响脏腑。中医针刺穴位讲得气，穴位的得气是什么原因？针刺穴位感受到冷热酸胀称为得气。冷热酸胀是感觉，人的心理过程由知情意所构成，知是知觉、思维和记忆，知觉是感觉的综合，冷热酸胀这些就是感觉。如果针灸要得气，一定要有感觉神经参与。感觉神经的参与是怎么样导致针刺得气的呢？第一，直接针刺在神经上引起放电感，如果此时你反复的提插捻转，可以导致神经损伤。第二，针刺没有刺在神经上而是穴位上，穴位周围有许多肥大细胞，肥大细胞释放颗粒即炎性介质[②]，具有生物活性介质，这些生物活性介质主要是白三烯、组织胺，它们就可以刺激神经末梢产生冷热酸胀的感觉，不同的神经介质刺激神经末梢产生不同的感觉。有的人针灸完以后穴位局部发红起皮丘，这就是生物活性物质释放，过敏长皮疹就是这个机制，是肥大细胞起作用，而这些生物活性介质可以刺激神经末梢，传入到中枢，在中枢可以刺激周围的相同体节的其他脏器而发挥作用。针刺不得气有两种情况，如果你阻滞局部区域的感觉神经，针刺是得不了气的。比如严重偏瘫的患者，由于脑瘀血导致支持这一侧躯体的感觉神经都坏死了，患侧躯体完全失去感觉，针刺是不得气的，冷热酸痛的感觉是诱导不出来的。另一种情况，如果把肥大细胞阻滞，它不能脱颗粒，针刺局部也没有反应。因为这些介质可以刺激神经，引起神经兴奋，表现出冷热酸胀的感觉，把肥大细胞阻滞了还有针感，那就是直接刺在神经上了，比如针刺肘正中神经内关穴。

因此，针灸的机制与经络一样，与神经有关，它还和内分泌系统、体液有关。

第三节　奇经八脉

奇经八脉是经络里比较重要的一项内容，包括冲脉、任脉、督脉、带脉、阴维脉、阳维脉、阴跷脉和阳跷脉。奇经八脉源于道教，贡献比较大的是道教的紫阳真人，然后是李时珍，著有《奇经八脉考》，还有叶天士，这些人都研究奇经八脉。

阳维起于脚的外踝，阴维起于脚的内踝，阳维指卫分，阴维指营分；阳跷起于脚后跟的外踝，阴跷起于脚后跟的内踝，都走在人体的侧面；后正中线是督脉，前正中线是任脉，身体的正中央是冲脉，围着一圈是带脉，起于体表走营分和走卫分的是阴维脉和阳维脉，身体两侧是阴跷脉和阳跷脉，共 8 个脉（图 17-5）。

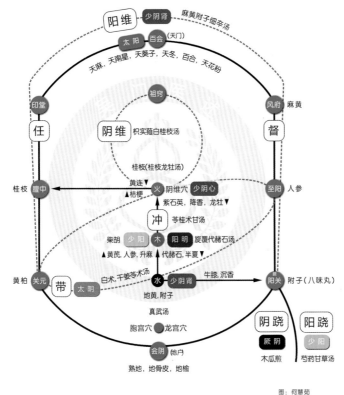

图：何慧茹

图 17-5 奇经八脉示意图

一、冲脉

人直立行走以后，受重力作用影响，导致：

第一，人向上生长很困难。人发育生长要往上长高，不是长长。长长不需要克服地心引力，平着长是像狗一样，人是像植物一样往上长，这对人是一大挑战，这是第一个改变。

第二，下肢血液回心困难。因为下肢静脉没有收缩的功能，完全靠下肢肌肉的挤压和心肺的负压吸引回心，靠静脉瓣防止血液回流，这样血液才能回心。而直立行走以后，下肢静脉离心脏太远。

第三，上部血液的供应也困难。不仅下肢血液容易形成血栓，脑部还容易缺血。因为如果爬行，心脏与大脑平行，血液供应是好的，现在是往天上供应大脑，它就容易出现中气下陷。

第四，器官不好固定。因为人爬行的时候，和动物一样，器官是固定在脊柱上的，所以直立行走以后，器官不能固定在脊柱上了，容易出现脏器下垂，故用补中益气汤。出现下肢静脉回心困难也是用补中益气汤。举个例子，治疗痔疮，黄芪配甘草加枳实通便，很有效，同理补中益气汤也可以治疗痔疮。

第五，消化系统的功能退化。因为有重力的作用，食物自然而然地往下滑，地心引力增强了消化系统食物向前运动的功能。但是，这个重力作用反而使得人体消化系统退化，其中，只有一段消化系统改变很特殊，就是升结肠，它需要把食物由地下往天上推。总体上，人体消化系统的功能是退化的。所以，认识到冲脉的重要性，就是因为人的直立行走和动物的一个重要的区别。

冲、任、督是中医讲的"一源三岐"。冲为血海，水生木，木生火，代表心、肝、肾，心主血脉，肝藏血，肾精化血，精血同源。气升水布，火降血下，就是把左手的脉立起来就是冲脉，寸脉是心，尺脉是肾，中间关脉是肝。所以，寸脉过寸，是冲气上逆，尺脉过尺，是冲气下陷；还有寸不及寸，也是冲气下陷，尺不及尺，也是冲气上逆，这是张仲景的阴阳脉法，是拿寸脉与关脉和尺脉相比，也拿尺脉与寸脉和关脉相比。

《素问·上古天真论》云："太冲脉盛，月事以时下。"太冲脉在足踇趾头和第二个趾头之间，那里有根血管，称为太冲脉。太冲穴在厥阴经上，所以"生生之气，以肾为体以肝为用"。《黄帝内经》云："前曰广明，后曰太冲。"就是说前面是心脏，心脏之前，前胸称为广明，而在身体之中，心脏的位置，那是太冲，就是冲脉。

冲脉最主要的功能有涨跌起伏。生命如果没有长的话，也就是没有新陈代谢，人是一个死人，如果生命只长不落这个人还是会死，所以生命就是起起伏伏的过程，这个起伏就在于冲脉。举个例子，白天人很兴奋，水生木，木生火，心火出来了；晚上要休息，阳气从瞳孔回到心脏，复归于肾下行，心肾交泰的过程就是冲脉。涨跌是人的一个基本过程，就像潮汐，太阳，月亮和地球三者的引力共同构成了潮汐。潮汐需要两个条件，一是需要引力，引力的作用把水往上推；二是要有水，没有引力构不成潮汐，没有水也构不成潮汐，涨潮要用水，水和力的共同作用就构成了潮汐，白天为潮，晚上为汐。"太阳中风，脉阳浮而阴弱，阳浮者热自发，阴弱者汗自出"。阳浮者热自发说明涨潮了，带着水上来，那是桂枝汤证。桂枝汤证就和涨潮一样，时发热汗自出，阳气一浮起来，就开始发热，发热就伴汗出，这个时候去摸患者的手心特别烫，额头都是汗，就像涨潮一样，一阵儿一阵儿的，定时发热汗出，用桂枝汤。再举个例子，"伤寒发汗已解，半日许复烦，脉浮数者，可更发汗，宜桂枝汤"。脉浮数者可更发汗宜桂枝汤，就是过了半天又涨潮了，这个时候你摸他的手心又变成火热的，手心也是湿润的，他又开始发热了。此时患者的脉为桂枝证的脉，本应是个浮缓脉，发烧的时候体温增加 1℃，脉搏增加 10 次，他的脉搏却变数了，不需理会，一两个小时之后发烧可自行缓解，然而退烧之后第二天还会烧，就像涨潮一样，今天退烧明天还会发烧。因此，潮汐取决于力和水，汗是水，桂枝汤证就像涨潮，阳气沿着冲脉而上，浮到劳宫穴之后，就开始发热汗出，潮退下去之后，体温自行下降，不吃药也下降。再举个例子，当你明白桂枝汤证像潮汐一样地涨潮，你就知道桂枝加桂汤治什么？治奔豚，同样沿着冲脉而上，在体表发作欲死，气从少腹上冲心，在体表的感觉就是摸他的手心热，手心一出汗，要么发烧让潮热发散到体表，要么潮热滞留在体内而烦躁，气从少腹上冲胸发作欲死，就像潮汐一样涨起来，一时半刻后潮汐一退，你再摸他的手热退汗干。这种疾病有自愈性，但不是彻底好，过一段时间它还会发热，沿冲脉而上。

　　沿冲脉而上除了桂枝汤证还有阳明病，伤寒转系阳明者，其人手濈濈微汗出也。手足濈然汗出伴潮热，阳明病的人手心一发热汗出，体温就开始上升发热，往往是在下午，日晡所发潮热，这就是阳明病引起的潮热。为什么冲脉隶于阳明？水生木，木生火，两旁是阳明和太阴，太阴主脾气的上升，阳明主胃气的下降，下面是水，中间是木，上头是火，水生木，木生火，一边是太阴，一边是阳明，一升一降帮助冲脉。故阳明大便不能下行，阳明腑气不降，就是承气汤证；气不能够下沉导致潮热、手心冒汗，故用桂枝汤辈治疗各种奔豚，如茯苓桂枝甘草大枣汤、茯苓桂枝白术甘草汤、茯苓桂枝五味甘草汤，根据情况加减来治疗各种奔豚。再比如说浮热的情况，虚弱浮热汗出者，除桂加白薇附子二两名曰二加龙骨汤，与冲脉的道理相同。再举个沿冲脉而上的例子，判断月经来潮看冲脉，冲脉在手上反映是寸、关、尺，在舌头上反映舌尖、舌中、舌根，如果一个人舌尖红不伴失眠，就要来月经了。如果月经下不来，舌红不退怎么办？60g 牛膝引血下行，月经就来了。月经像潮水一样定期一个月来一次，3~7 天后又退下去。人体的很多生理功能都在发生这种潮汐，如桂枝汤证，时发热自汗出的人，小建中汤证、黄芪建中汤证，五心烦热也是一阵一阵的，就像潮水一样有涨有退潮，肝脏引起的这个潮热，少阳证，用奔豚汤，有很多生理现象值得大家去观察，就看你能不能够去把握这些体征。

冲脉最主要的核心内容就是涨跌。乳腺癌的患者月经普遍都少，有的还伴闭经泌乳综合征，乳头是有溢液的，导管是有扩张的，我们治疗乳腺癌最喜欢在阳和汤的基础上加牛膝 30~60g，引经血下行，不让血上注于乳腺，这就是牛膝之所以能治疗乳腺癌，延长乳腺癌患者的生存的原因。

二、任脉

任脉的特点，就是从口一直到生殖器这条正中线两边的器官，都是受性激素的影响。比如治疗甲状腺的结节、腺瘤、占位，甲状腺是激素的靶器官，可以在阳和汤的基础上合上三子养亲汤。又比如说任脉为病，病在膻中穴，心脏病最简单的方剂是桂枝甘草汤，治心阳虚的多种疾病，有痰加瓜蒌——瓜蒌薤白桂枝半夏汤，有瘀加丹参、檀香、砂仁活血，只要见到有桂枝证，就可以用桂枝甘草汤去定位在膻中穴。

《金匮要略》云："妇人乳中虚、烦乱、呕逆，安中益气竹皮大丸主之。"妇人在妊娠期称为乳中虚，妊娠期发生感染，用竹皮大丸。竹皮大丸有竹茹、石膏、桂枝、甘草、白薇，如果没有任脉的观念，就不会明白竹皮大丸为什么石膏配桂枝，究竟是寒证还是热证？古人云"桂枝下咽，阳盛即毙"为什么吃了没死？妇人妊娠期，平脉法中任脉定位在膻中穴，桂枝就可以用，有热用石膏，如果呕吐就用竹茹甘草，如果产后引起的发烧用白薇，如果心悸加柏子仁。

现代药理学表明，柏子仁是一味治疗乳腺的专药，柏子仁既能养心，还能治疗乳腺癌、乳腺炎、乳腺增生。如果乳腺增生、乳腺癌、乳腺纤维瘤的病人，睡眠不好，30~50g柏子仁助眠，比用枣仁治疗失眠更有针对性。阳和汤方中有桂枝/肉桂，与竹皮大丸是对方，阳和汤治疗偏虚、偏寒病证，竹皮大丸治疗偏实、偏热病证。

三、督脉

督脉为阳脉之海，起于胞中，一直沿着后背脊柱正中而上，交于前面的龈交穴。故麻黄定位在督脉上的风府穴，代表方是葛根汤。妇科病在太阳病最典型的一个方就是葛根汤，因为麻黄中的麻黄碱是肾上腺素，能够影响下丘脑-垂体-靶腺轴，故麻黄能够通经，而葛根即雌激素，故葛根汤既能够通经，治疗月经后期、月经量少，还能够美容，使女性的毛孔变得更细，皮肤变得更白，因为麻黄能收缩毛孔，而葛根能够促进皮肤的代谢，使女性皮肤变得更白。服用雌激素以后乳房还长大，故葛根还能丰胸。

联系任脉和督脉的上面是百会穴，与天地精神相往来，上面会阳，会天上的神，下面是会阴穴，下面会地下的鬼，百会叫作天门，会阴叫作地户。举个例子，《金匮要略》记载桂枝茯苓丸可以治疗子宫肌瘤。如果桂枝茯苓丸不见效呢？子宫肌瘤的原因是雌激素的作用，因雌激素作用导致乳腺增生用阳和汤，因为太少两感证用麻黄，故用阳和汤；而子宫肌瘤是长在平滑肌，故用桂枝这些治疗肌肉外证的药，同样也要拮抗雌激素，把阳和汤中的地黄加入桂枝茯苓丸，疗效就明显增强。为什么要加地黄？因为地黄填地户，桂枝茯苓丸加60g地黄就有效。任脉和督脉通上面百会，强天门用天南星、天葵子、天麻、天门冬、百合、天花粉等药物；下面是会阴，下面的病要去填它的地户，填地户用地榆、地肤子、地骨皮、生地、熟地等药物，但是要影响雌激素必须选地黄，阳和汤就选地黄。

四、带脉

带脉，通于太阴脾经。带脉的特点是脉虚无力。《金匮要略》肾着病："肾着之病，其人身体重，腰中冷，如坐水中，形如水状，反不渴，小便自利，饮食如故，病属下焦。身劳汗出，衣里冷湿，久久得之。腰以下冷痛，腹重如带五千钱，甘姜苓术汤主之。"甘姜苓术汤中干姜抑制腺体分泌，治疗白带。患者腰部的疼痛明显，这种脾虚腰痛的原因是 OSC（血清骨钙素）[③]水平低，影响机体代谢，用白术能够治疗这类腰痛，干姜能够抑制腺体的分泌，再加一点利水的药。甘姜苓术汤还可治疗宫颈癌，宫颈癌是个带脉病，考虑到患者白带多，就用白术，用的剂量比较大，30g 白术、30g 苍术、30g 山药。因为宫颈癌有 HPV 感染是伏邪，再加上伏邪理论，而 HPV 持续感染会导致病情持续恶化，促进肿瘤细胞的生长，加升麻、大青叶、甘草、黄芩抗 HPV，然后再加甘姜苓术汤。也可用甘姜苓术汤去治疗带脉病的这个"本"，肿瘤不外乎痰和瘀，再加化痰活血，如患者是五色带下，就加用治疗五色带下的败酱草、墓头回，这就是宫颈癌的治法。

五、阴维脉与阳维脉

"阴维为病苦心痛"，阴维脉和少阴经相通，维的是心脏，心脏为五脏六腑之大主。它的特点是阳微阴弦，是寸脉微，关脉弦。寸脉微，表现为心脏不舒服，心气虚，关脉弦为心痛。如果寸脉滑如豆就是受到惊吓，豆，厥厥动摇者，就像豆子一样，动则为惊，弱则为悸。如果不是动脉而表现为关脉弦，关脉弦就胸痛，为冠心病，用桂枝甘草汤，或者有寒用瓜蒌薤白桂枝汤等。

"阳维为病苦寒热"，阳维脉和太阳经相通，表现为脉沉，"少阴之为病，始得之，反发热，脉沉者，麻黄附子细辛汤主之"。这是麻黄附子细辛汤证，太少两感证的人，就是阳维不够，阳气出不来，不能够到达体表，一年四季都在反反复复感冒，阳虚之人常带三分表证，这种病人第一眼你就能看出他阳气不够，面目如土灰，阳气没能够从心阳出来，脸都是发青的，不是肝气郁结那种青，他就是阳维不够。卫气就是阳维，心阳出来之后周行全身，就是卫气，包绕着人离身体1cm左右，那是有光的一团热气，那就是阳维，它没有具体的经络循行。一样的桂枝甘草汤，如果阳维不够，就容易发生热病、伤寒、中风。

六、阴跷脉和阳跷脉

阴跷和阳跷是主机体的收缩，阴跷脉和厥阴经相通，阳跷和少阳经相通。它的特点是：阳跷脉弦而有力，生长痛抽筋用芍药甘草汤；阴跷脉弦而无力，绝经期激素撤退用木瓜煎，加上补骨脂、牡蛎。

注释

①神经冲动（nerve impulse）：沿着神经纤维传导的兴奋或动作电位。

②炎性介质（inflammatory mediator）：又称化学介质，是细胞崩解或体液中产生的一类具有血管活性作用的物质，故又称血管活性物质。

③血清骨钙素（osteocalcin，OSC）：又名骨谷氨酸蛋白（bone glaprotein，BGP），为骨非胶原性蛋白的主要成分，是骨组织的特异性蛋白，它由成骨细胞生成，分泌入血后经肾脏排出。

本书整理人员名单

全书统稿	莫艳芳				
文字录入	林鼎峰	牛永宁	莫艳芳	王　平	李　哲
	李　晶	赵　欣	李毓秋	张艳娟	孙德法
	贺　雁	朱海清	张　炜	邱贞标	王　玲
	斯炜烈	孙敏燕	李宛平	王梦宇	殷雅明
	许　玫	杨　力	吴沛宇	孙迎春	何国珍
	王　稳	张小芳	许经纶	陈　磊	李志江
文字校对	莫艳芳	李　哲	王梦宇	孙敏燕	王　平
	邢海洋	马增明	李秋华	牛永宁	沈　佳
	韦莉莉	楼国平			
绘　　图	李　哲	王艺晓	黎中华	蒋红钢	